Samir Ghoraba
Wael Mahmoud
Hashem Ayad

Avaliação da utilização do plasma rico em plaquetas no tratamento de feridas agudas

Samir Ghoraba
Wael Mahmoud
Hashem Ayad

Avaliação da utilização do plasma rico em plaquetas no tratamento de feridas agudas

ScienciaScripts

Cover image: www.ingimage.com

This book is a translation from the original published under ISBN 978-3-659-85211-4.

Publisher:
Sciencia Scripts
is a trademark of
Dodo Books Indian Ocean Ltd. and OmniScriptum S.R.L publishing group

120 High Road, East Finchley, London, N2 9ED, United Kingdom
Str. Armeneasca 28/1, office 1, Chisinau MD-2012, Republic of Moldova, Europe
Printed at: see last page
ISBN: 978-620-8-35611-8

CONTEÚDOS

AGRADECIMENTOS

Antes de mais, um grande agradecimento a ALLAH, cujas bênçãos sobre mim não podem ser contadas.

Mina Samy Mseeha, Professora de Microbiologia e Imunologia Médica e Diretora do Departamento de Micologia da Faculdade de Medicina da Universidade de Tanta, pelo seu apoio contínuo, por me ter incentivado a avançar e pelo precioso tempo e esforço que despendeu comigo. A quem cabe o mérito de ter escolhido o tema desta tese. Foi uma grande honra para mim fazer esta tese sob a sua orientação.

Naglaa Fawzy Ghoname, Professora de Microbiologia e Imunologia, Faculdade de Medicina, Universidade de Tanta, pelo seu cuidado meticuloso, cooperação, encorajamento, supervisão contínua e paciência infinita comigo e pelas suas opiniões sábias, bem como pelos seus conselhos valiosos e orientações úteis que tornaram possível a realização deste trabalho.

Devo um sentimento especial de gratidão à Professora Basma Mourad Mohammed Ali, Professora de Dermatologia e Venerologia e Laser, Faculdade de Medicina, Universidade de Tanta, que generosamente me ajudou e orientou e pela sua orientação especializada, supervisão contínua e conselhos valiosos durante a realização deste trabalho.

Mohammed Ismael Abd El hameed, Professor e Diretor do Departamento de Microbiologia e Imunologia Médica, pela sua orientação e apoio durante a realização deste trabalho.

Por último, gostaria de agradecer a toda a minha família pelo seu apoio e encorajamento.

Alaa Fathy Shafik ,

INTRODUÇÃO

O plasma rico em plaquetas (PRP) é um derivado do sangue que contém um elevado valor de concentração de plaquetas, cerca de 3 a 5 vezes superior ao valor normal.[1] Contém também um número variável de glóbulos vermelhos e de glóbulos brancos, consoante o método de preparação. [2]

A eficácia da utilização do PRP em seres humanos ainda é questionável, provavelmente devido ao facto de as aplicações clínicas do PRP serem relativamente recentes. O primeiro relatório sobre o PRP foi publicado em janeiro de 1987 no International Journal of Artificial Organs pelo Dr. M. Ferrari e os seus colaboradores após uma cirurgia de coração aberto durante a qual o PRP foi utilizado para evitar a perda excessiva de sangue. Nessa altura, considerava-se que as plaquetas funcionavam principalmente como auxiliares da coagulação. (3) Atualmente, existem muitas entradas no National Center for Biotechnology Information (NCBI) para aplicações de PRP em domínios como a ortopedia, a cicatrização de feridas, a cirurgia cosmética, cardiotorácica e maxilofacial. [2][3]

Estudos sugerem que as plaquetas contêm uma abundância de factores de crescimento e citocinas que podem afetar a inflamação, a perda de sangue no pós-operatório, a infeção, a osteogénese e a cicatrização de feridas, lesões musculares e tecidos moles.[4] A investigação mostra agora que as plaquetas também libertam muitas proteínas bioactivas responsáveis por atrair macrófagos, células estaminais mesenquimais e osteoblastos que não só promovem a remoção de tecido degenerado e necrótico, como também melhoram a regeneração e a cicatrização dos tecidos.[5] Ao fornecer um suporte para a migração e diferenciação de células estaminais ou primárias. Além disso, desempenha funções anti-inflamatórias, antibacterianas e analgésicas.[6]

O mecanismo de ação do PRP ainda é debatido, podendo atuar aumentando e estimulando o processo natural de cicatrização. As moléculas contidas na preparação do PRP podem atuar como adjuvantes, especialmente nas fases de inflamação e proliferação da matriz .[7]

Funciona como um sistema de administração de fármacos, uma vez que inclui uma elevada concentração de plaquetas e as suas citocinas activas e GFs, que estimulam os processos fisiológicos. In vivo, após a explosão inicial, os trombócitos passam o resto da sua vida a sintetizar e a segregar citocinas e GF adicionais. Destes, (i) o GF derivado das plaquetas (PDGF), (ii) o GF transformador beta 1 (TGF-b1), (iii) o GF endotelial vascular (VEGF) e (iv) o GF epidérmico (EGF) são considerados os mais importantes. Isto resulta numa nova e contínua reparação e recrescimento do tecido local. [8]

Existem vários parâmetros que devem ser tidos em conta quando se considera o PRP, incluindo a concentração de plaquetas acima da linha de base, a inclusão ou não de leucócitos, a anticoagulação ou não do PRP e a necessidade de ativação exógena. A ativação do PRP antes da injeção é outro parâmetro que requer uma discussão mais aprofundada. O PRP pode ser ativado exogenamente por trombina, cloreto de cálcio ou trauma mecânico. Se o PRP for ativado de forma demasiado forte, a rede de fibrina será uma rede bivalente e instável. Se for activada de uma forma mais fisiológica, forma-se uma rede estável que aumenta o envolvimento das células e dos factores de crescimento. [9]

REVISÃO, ANATOMIA E FUNÇÃO DAS PLAQUETAS

Anatomia e função das plaquetas

As plaquetas são fragmentos citoplasmáticos dos megacariócitos, formam-se na medula óssea, têm forma redonda ou oval e aproximadamente 2 µm de diâmetro. (10) A concentração normal de plaquetas no sangue é de aproximadamente 150.000 a 400.000 plaquetas/mm^3 . Estas permanecem na circulação durante uma média de aproximadamente 10 dias antes de serem removidas pelos macrófagos do sistema reticuloendotelial. [(11)]

Têm uma membrana celular trilaminar com uma superfície recetora de glicoproteínas sobreposta e parcialmente intercalada. [(12)] As plaquetas não têm núcleo, mas contêm organelos e estruturas como mitocôndrias, microtúbulos e grânulos (α, δ e λ). (13)Os grânulos têm aproximadamente 200 a 500 nm de diâmetro e contêm mais de 30 proteínas bioactivas, muitas das quais têm um papel fundamental na hemostase e/ou na cicatrização dos tecidos. [(14)]

O citoplasma das plaquetas contém um sistema canalicular aberto que aumenta a área de superfície efectiva para a entrada de agonistas estimulantes e a descarga de secreções efectoras. A região submembranar contém microfilamentos de actina e miosina que medeiam as alterações morfológicas. [(12)]

Papel das plaquetas na hemostase:-

Após uma lesão tecidular, as plaquetas ficam expostas a vasos sanguíneos danificados, o que as coloca em contacto direto com o colagénio, as membranas basais dos capilares e as microfibrilhas subendoteliais.[(11)] Esta interação estimula as plaquetas a agregarem-se no local da lesão e a mudarem de uma forma arredondada para uma forma que inclui protuberâncias grandes e pegajosas, ou pseudópodes.[(15)] Este processo é designado por "ativação das plaquetas". Figura (1).

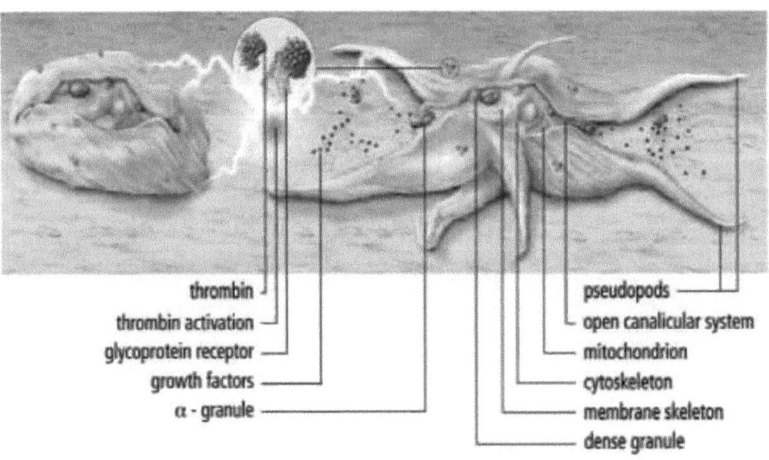

Fig. (1) Ativação das plaquetas: as plaquetas activadas são caracterizadas por um sistema canalicular aberto, pseudópodes e membrana pegajosa. [11]

Durante a ativação, os grânulos fundem-se com a membrana plasmática das plaquetas e libertam o seu conteúdo proteico para o meio envolvente. As plaquetas agregadas formam um tampão plaquetário.[11][15] No caso de pequenos defeitos vasculares, este tampão de plaquetas pode ser suficiente para parar a perda de sangue; no entanto, se o defeito for grande, pode ser necessário um coágulo sanguíneo. A coagulação sanguínea é iniciada por uma de duas vias: a via intrínseca e a via extrínseca. [11]Figura (2).

A via intrínseca é iniciada por danos ou alterações no próprio sangue, enquanto a via extrínseca é iniciada pelo contacto do sangue com factores estranhos ao sangue (por exemplo, tecido danificado). Ambas as vias envolvem uma sequência de reacções em cascata, através da qual os factores inactivos são activados e, por sua vez, catalisam a formação de outros produtos a partir de precursores que catalisam reacções subsequentes, levando à formação de um coágulo formal. [12]

Embora ambas as vias comecem de forma diferente, convergem e partilham muitos dos últimos passos da série de reacções. O ião cálcio é necessário para que a reação se complete. As plaquetas participam a vários níveis na sequência de reação que gera fios de fibrina e fazem parte da composição final do coágulo, que consiste numa malha de fibrina, com o agregado de plaquetas ativado e glóbulos vermelhos e brancos interpostos. [16] Dentro de 20 minutos a 1 hora após a formação do coágulo, este retrai-se através da contração das fibras de actina-miosina das plaquetas. (10)(12)(16)

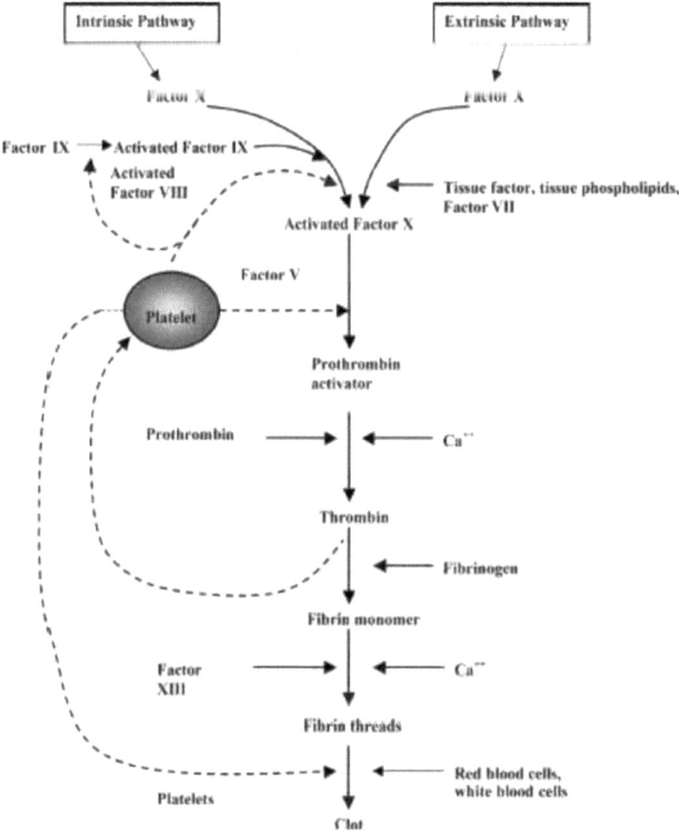

Fig.(2) : Cascata de coagulação [16]

A capacidade de coagulação do sangue deve ser desactivada para que o sangue seja mantido no estado líquido, exvivo, para fins de transfusão ou processamento. Uma vez que o ião cálcio livre é necessário para que o sangue coagule, um meio eficaz de o impedir é ligar o ião cálcio de modo a que este não possa participar na sequência da reação. Normalmente, é adicionado ião citrato, que se liga ao ião cálcio, formando citrato de cálcio, uma substância solúvel mas não ionizável. Os conservantes de sangue típicos incluem fosfato de citrato e dextrose que, para além do citrato, contêm outras substâncias para manter a viabilidade celular. [13][17]

REVISÃO, CONCEITOS GERAIS DE CICATRIZAÇÃO DE FERIDAS

Conceitos gerais de cicatrização de feridas

A cicatrização de feridas é um processo dinâmico e interativo que envolve mediadores solúveis, células sanguíneas, matriz extracelular e células parenquimatosas. A cicatrização de feridas tem três fases: fase inflamatória, fase de formação de tecido e remodelação de tecido que se sobrepõem no tempo.

> Fase inflamatória

A lesão tecidular provoca a rutura dos vasos sanguíneos e o extravasamento de constituintes do sangue. O coágulo sanguíneo restabelece a hemostase e fornece uma matriz extracelular provisória para a migração celular. As plaquetas não só facilitam a formação de um tampão hemostático como também segregam vários mediadores da cicatrização de feridas, como o fator de crescimento derivado das plaquetas, que atraem e activam os macrófagos e os fibroblastos. Todas estas células produzem citocinas que têm um papel crucial na cicatrização de feridas.[18] Tabela(1)

Numerosos mediadores vasoactivos e factores quimiotácticos são gerados pelas vias da coagulação e do complemento ativado e por células parenquimatosas lesadas ou activadas. Estas substâncias recrutam leucócitos inflamatórios para o local da lesão.[19]

Tabela (1): As citocinas afectam a cicatrização de feridas. [18]

Cytokine	Major Source	Target Cells and Major Effects
Epidermal growth factor family		Epidermal and mesenchymal regeneration
Epidermal growth factor	Platelets	Pleiotropic-cell motility and proliferation
Transforming growth factor **α**	Macrophages, epidermal cells	Pleiotropic-cell motility and proliferation
Heparin-binding epidermal growth factor	Macrophages	Pleiotropic-cell motility and proliferation
Fibroblast growth factor family		Wound vascularization
Basic fibroblast growth factor	Macrophages, endothelial cells	Angiogenesis and fibroblast proliferation
Acidic fibroblast growth factor	Macrophages, endothelial cells	Angiogenesis and fibroblast proliferation
Keratinocyte growth factor	Fibroblasts	Epidermal-cell motility and proliferation
Transforming growth factor **β** family		Fibrosis and increased tensile strength
Transforming growth factors **β**1 and **β**2	Platelets, macrophages	Epidermal-cell motility, chemotaxis of macrophages and fibroblasts, extracellular-matrix synthesis and remodeling
Transforming growth factor **β**3	Macrophages	Antiscarring effects
Other		
Platelet-derived growth factor	Platelets, macrophages, epidermal cells	Fibroblast proliferation and chemoattraction, macrophage chemoattraction and activation
Vascular endothelial growth factor	Epidermal cells, macrophages	Angiogenesis and increased vascular permeability
Tumor necrosis factor **α**	Neutrophils	Pleiotropic expression of growth factors
Interleukin-1	Neutrophils	Pleiotropic expression of growth factors
Insulin-like growth factor 1	Fibroblasts, epidermal cells	Reepithelialization and granulation-tissue formation
Colony-stimulating factor 1	Multiple cells	Macrophage activation and granulation-tissue formation

Os neutrófilos infiltrados limpam a área ferida de partículas estranhas e bactérias que são depois extrudidas ou fagocitadas pelos macrófagos. Em resposta a quimioatraentes específicos, como fragmentos de proteínas da matriz extracelular, fator de crescimento transformador β e proteína quimioatraente de monócitos 1, os monócitos também se infiltram no local da ferida e tornam-se macrófagos activados que libertam factores de crescimento, como o fator de crescimento derivado das plaquetas e o fator de crescimento endotelial vascular, que iniciam a formação de tecido de granulação. Os macrófagos ligam-se a proteínas específicas da matriz extracelular através dos seus receptores de integrina, uma ação que estimula a fagocitose de microrganismos e fragmentos da matriz extracelular. ( )[20]

A adesão à matriz extracelular também estimula os monócitos a sofrerem metamorfose em macrófagos inflamatórios ou reparadores e a expressarem CSF1, uma citocina necessária para a sobrevivência de monócitos e macrófagos; o fator de necrose tumoral α, uma potente citocina inflamatória; e o fator de crescimento derivado das plaquetas, um potente quimioatractor e mitogénio para os fibroblastos. Outras citocinas importantes expressas pelos monócitos e macrófagos são o fator de crescimento transformador α, a interleucina-1, o fator de crescimento transformador β e o fator de crescimento semelhante à insulina I.[(21)]

Os factores de crescimento derivados dos monócitos e dos macrófagos são quase de certeza necessários para o início e a propagação da formação de novos tecidos nas feridas, uma vez que os animais com depleção de macrófagos apresentam uma reparação deficiente das feridas. [22] Assim, os macrófagos parecem ter um papel fundamental na fase inflamatória. [23] Figura (3).

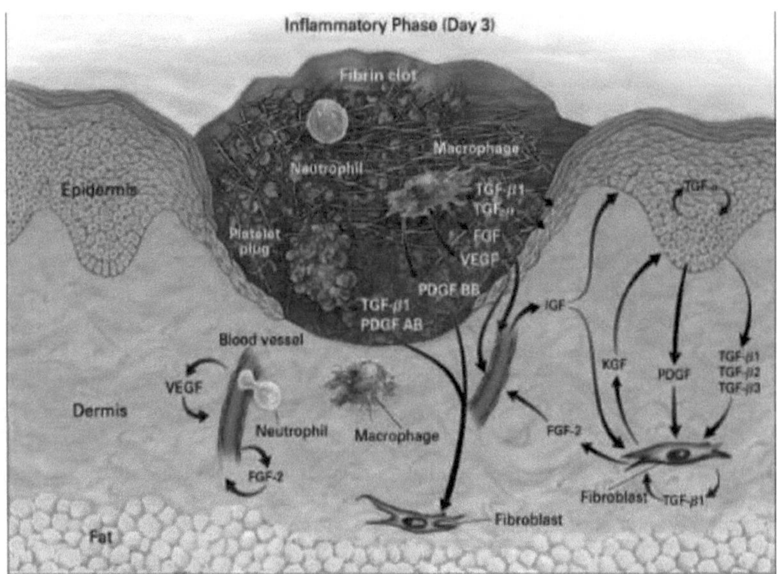

Fig. (3) Fase inflamatória da cicatrização de feridas [23]

> Fase de formação dos tecidos:-

a) Epitelização:

A reepitelização das feridas começa poucas horas após a lesão. As células epidérmicas dos apêndices cutâneos, tais como os folículos pilosos, removem rapidamente o sangue coagulado e o estroma danificado do espaço da ferida. Ao mesmo tempo, as células sofrem alterações fenotípicas marcantes que incluem a retração dos tonofilamentos intracelulares. [24] Dissolução da maioria dos desmossomas intercelulares, que proporcionam ligações físicas entre as células; e formação de filamentos de actina citoplasmáticos periféricos, que permitem o movimento celular/ [25]

Além disso, as células epidérmicas e dérmicas já não aderem umas às outras, devido à dissolução das ligações hemidesmossómicas entre a epiderme e a membrana basal, o que permite o movimento lateral das células epidérmicas. A expressão de receptores de integrina nas células epidérmicas permite-lhes interagir com uma variedade de proteínas da matriz extracelular (por exemplo, fibronectina e vitronectina) que se encontram intercaladas com colagénio estromal de tipo I na margem da ferida e entrelaçadas com o coágulo de fibrina no espaço da ferida.([26])As células epidérmicas migratórias dissecam a ferida, separando a escara dessecada do tecido viável. O caminho da dissecção parece ser determinado pelo conjunto de integrinas que as células epidérmicas migratórias expressam nas suas membranas celulares.[(24)(26)]

A degradação da matriz extracelular, necessária para que as células epidérmicas possam migrar entre a derme colagénica e o escara de fibrina, depende da produção de colagenase pelas células epidérmicas, bem como da ativação da plasmina pelo ativador do plasminogénio produzido pelas células epidérmicas.[(27)] O ativador do plasminogénio também ativa a colagenase (metaloproteinase 1 da matriz) e, por conseguinte, facilita a degradação do colagénio e das proteínas da matriz extracelular.

Um a dois dias após a lesão, as células epidérmicas na margem da ferida começam a proliferar atrás das células que migram ativamente. Os estímulos para a migração e proliferação das células epidérmicas durante a reepitelização não foram determinados, mas existem várias possibilidades. A ausência de células vizinhas na margem da ferida (o efeito de "borda livre") pode sinalizar tanto a migração como a proliferação de células epidérmicas. A libertação local de factores de crescimento e o aumento da expressão de receptores de factores de crescimento também podem estimular estes processos. Os principais concorrentes incluem o fator de crescimento epidérmico, o fator de crescimento transformador α e o fator de crescimento dos queratinócitos.[(28)(29)]

À medida que a reepitelização se processa, as proteínas da membrana basal reaparecem numa sequência muito ordenada a partir da margem da ferida para o interior, de uma forma semelhante a um fecho de correr. As células epidérmicas voltam ao seu fenótipo normal, fixando-se mais uma vez firmemente à membrana basal restabelecida e à derme subjacente. [(30)]

b) Formação de tecido de granulação

O novo estroma, frequentemente designado por tecido de granulação, começa a invadir o espaço da ferida cerca de quatro dias após a lesão. Numerosos capilares novos conferem ao novo estroma o seu aspeto granular. Os macrófagos, os fibroblastos e os vasos sanguíneos deslocam-se para o espaço da ferida ao mesmo tempo. [(31)]

Os macrófagos fornecem uma fonte contínua de factores de crescimento necessários para estimular a fibroplasia e a angiogénese; os fibroblastos produzem a nova matriz extracelular necessária para suportar o crescimento das células; e os vasos sanguíneos transportam o oxigénio e os nutrientes necessários para sustentar o metabolismo celular. (32)Os factores de crescimento, especialmente o fator de crescimento derivado das plaquetas 4 e o fator de crescimento transformador β1, em conjunto com as moléculas da matriz extracelular, presumivelmente estimulam os fibroblastos do tecido em redor da ferida a proliferar, a expressar receptores de integrina adequados e a migrar para o espaço da ferida. (33)(34) De facto, o fator de crescimento derivado das plaquetas acelera a cicatrização de úlceras de pressão crónicas e úlceras diabéticas, e o fator de crescimento básico dos fibroblastos tem sido utilizado com algum sucesso no tratamento de úlceras de pressão crónicas.[(35)(36)(37)]

As moléculas estruturais da matriz extracelular recém-formada, designada por matriz provisória, contribuem para a formação do tecido de granulação, fornecendo um suporte ou um canal para a migração celular. Estas moléculas incluem a fibrina, a fibronectina e o ácido hialurónico.(3 8) (39)De facto, o aparecimento da fibronectina e dos receptores de integrina apropriados que se ligam à fibronectina, à fibrina ou a ambas nos fibroblastos parece ser o passo limitador na formação do tecido de granulação. Os fibroblastos são responsáveis pela síntese, deposição e remodelação da matriz extracelular. [(34) (40)] Por outro lado, a matriz extracelular pode ter um efeito positivo ou negativo na capacidade dos fibroblastos para sintetizar, depositar, remodelar e, de um modo geral, interagir com a matriz extracelular/)[41]

O movimento das células para um coágulo sanguíneo de fibrina reticulada ou para uma matriz extracelular fortemente tecida pode exigir um sistema proteolítico ativo que possa abrir um caminho para a migração celular. Uma variedade de enzimas derivadas de fibroblastos, para além da plasmina derivada do soro, são potenciais candidatos a esta tarefa, incluindo o ativador do plasminogénio, as colagenases, a gelatinase A e a estromelisina.[26][42]

Após a migração para as feridas, os fibroblastos iniciam a síntese da matriz extracelular.[41][43] A matriz extracelular provisória é gradualmente substituída por uma matriz colagénica, talvez como resultado da ação do fator de crescimento transformador β1.[41] Uma vez depositada uma matriz de colagénio abundante na ferida, os fibroblastos deixam de produzir colagénio e o tecido de granulação rico em fibroblastos é substituído por uma cicatriz relativamente acelular. As células da ferida sofrem apoptose.[44]

c) Neovascularização:-

A formação de novos vasos sanguíneos é necessária para sustentar o tecido de granulação recém-formado. A angiogénese é um processo complexo que depende da matriz extracelular no leito da ferida, bem como da migração e da estimulação mitogénica das células endoteliais.[45]

A indução da angiogénese foi inicialmente atribuída ao fator de crescimento ácido ou básico dos fibroblastos e a muitas outras moléculas, incluindo o fator de crescimento endotelial vascular, o fator de crescimento transformador β, a angiogenina, a angiotropina, a angiopoietina 1 e a trombospondina.[46][47][48] A baixa tensão de oxigénio e o ácido lático elevado podem também estimular a angiogénese. Muitas das moléculas acima mencionadas parecem induzir a angiogénese, estimulando a produção do fator de crescimento básico dos fibroblastos e do fator de crescimento endotelial vascular pelos macrófagos e pelas células endoteliais.[49]

As células epidérmicas activadas da ferida segregam grandes quantidades de fator de crescimento das células endoteliais vasculares.[50] O fator de crescimento básico dos fibroblastos pode preparar o terreno para a angiogénese durante os primeiros três dias de reparação da ferida, enquanto o fator de crescimento das células endoteliais vasculares é fundamental para a angiogénese durante a formação do tecido de granulação nos dias 4 a 7. (51) Para além dos factores de angiogénese, a matriz extracelular adequada e os receptores endoteliais para a matriz provisória são necessários para a angiogénese. As células endoteliais microvasculares em proliferação, adjacentes e dentro das feridas, depositam transitoriamente quantidades crescentes de fibronectina na parede do vaso.(52)

Uma vez que a angiogénese parece exigir a expressão de receptores de fibronectina funcionais pelas células endoteliais, a fibronectina perivascular pode atuar como um canal para o movimento das células endoteliais para a ferida.(53)(54) A série de acontecimentos que conduzem à angiogénese pode ser a seguinte a lesão provoca a destruição do tecido e a hipoxia. A rutura celular leva à libertação de enzimas proteolíticas no tecido conjuntivo que degradam as proteínas da matriz extracelular.

Os fragmentos destas proteínas recrutam monócitos do sangue periférico para o local da lesão, onde se transformam em macrófagos activados e libertam factores de angiogénese, como o fator de crescimento básico dos fibroblastos, e também estimulam as células endoteliais a libertarem o ativador do plasminogénio e a procolagenase. (55) O ativador do plasminogénio converte o plasminogénio em plasmina e a procolagenase em colagenase ativa e, em conjunto, estas duas proteases digerem as membranas basais. (55)(56)

A fragmentação da membrana basal permite que as células endoteliais, estimuladas por factores de angiogénese, migrem e formem novos vasos sanguíneos na ferida. Assim que a ferida é preenchida com novo tecido de granulação, a angiogénese cessa e muitos dos novos vasos sanguíneos desintegram-se em resultado da apoptose. Esta morte celular programada é provavelmente regulada por uma variedade de moléculas matriciais, como as trombospondinas 1 e 2, e factores antiangiogénicos, como a angiostatina, a endostatina e a angiopoietina 2. (57)

> Remodelação de tecidos e contração de feridas:-

A contração da ferida envolve uma interação complexa e soberbamente orquestrada de células, matriz extracelular e citocinas. Durante a segunda semana de cicatrização, os fibroblastos assumem um fenótipo de miofibroblasto caracterizado por grandes feixes de microfilamentos contendo actina dispostos ao longo da face citoplasmática da membrana plasmática das células e por ligações célula-célula e célula-matriz. [43][58]

O aparecimento dos miofibroblastos corresponde ao início da compactação do tecido conjuntivo e à contração da ferida. [59] A contração requer provavelmente a estimulação pelo fator de crescimento transformador β1 ou β2 e pelo fator de crescimento derivado das plaquetas, a ligação dos fibroblastos à matriz de colagénio através de receptores de integrina e ligações cruzadas entre feixes individuais de colagénio. [60][61][62]

A remodelação do colagénio durante a transição do tecido de granulação para a cicatriz depende da síntese contínua e do catabolismo do colagénio a uma taxa baixa. A degradação do colagénio na ferida é controlada por várias enzimas proteolíticas denominadas metaloproteinases da matriz, que são segregadas por macrófagos, células epidérmicas e células endoteliais, bem como por fibroblastos. [26] As várias fases da reparação de feridas dependem de combinações distintas de metaloproteinases de matriz e inibidores teciduláres de metaloproteinases. [63]

As feridas ganham apenas cerca de 20% da sua força final nas primeiras três semanas, período durante o qual o colagénio fibrilar se acumulou de forma relativamente rápida e foi remodelado pela contração da ferida. Posteriormente, a taxa a que as feridas ganham resistência à tração é lenta, reflectindo uma taxa de acumulação de colagénio muito mais lenta e, mais importante, a remodelação do colagénio com a formação de feixes de colagénio maiores e um aumento do número de ligações cruzadas intermoleculares. [64]

No entanto, as feridas nunca atingem a mesma resistência à rutura (a tensão à qual a pele se rompe) que a pele não ferida. Na sua força máxima, uma cicatriz é apenas 70 por cento mais forte do que a pele normal.[65]

REVISÃO , O PAPEL DAS PLAQUETAS NA CICATRIZAÇÃO DE FERIDAS

O papel das plaquetas na cicatrização de feridas

Numerosas proteínas estão contidas nos grânulos a das plaquetas que influenciam fortemente a cicatrização de feridas, incluindo o fator de crescimento derivado das plaquetas (PDGF), o fator de crescimento transformador (TGF)-β, o fator plaquetário 4 (PF4), a interleucina (IL)-1, o fator de angiogénese derivado das plaquetas (PDAF), fator de crescimento endotelial vascular (VEGF), fator de crescimento epidérmico (EGF), fator de crescimento endotelial derivado das plaquetas (PDEGF), fator de crescimento das células epiteliais (ECGF), fator de crescimento semelhante à insulina (IGF), osteocalcina, osteonectina, fibrinogénio, vitronectina, fibronectina e trombospondina (TSP)-1. [(66)]

A ativação das plaquetas, também conhecida como degranulação, faz com que os grânulos a se fundam com a membrana celular das plaquetas, onde pelo menos algumas das proteínas secretoras (por exemplo, PDGF e TGF-β) são transformadas num estado bioativo através da adição de histonas e cadeias laterais de hidratos de carbono. [(13)(66)] As plaquetas começam a segregar ativamente estas proteínas 10 minutos após a coagulação, sendo que mais de 95% dos factores de crescimento pré-sintetizados são segregados em 1 hora. [(13)]

Após esta explosão inicial de libertação de proteínas, as plaquetas sintetizam e segregam proteínas adicionais durante o resto da sua vida (5 a 10 dias). [(67)] À medida que a influência direta das plaquetas começa a diminuir, os macrófagos, que chegam através do crescimento vascular estimulado pelas plaquetas, assumem a responsabilidade pela regulação da cicatrização da ferida, segregando os seus próprios factores. Assim, as plaquetas no local da reparação acabam por definir o ritmo da reparação da ferida.[(13)] Figura (4)

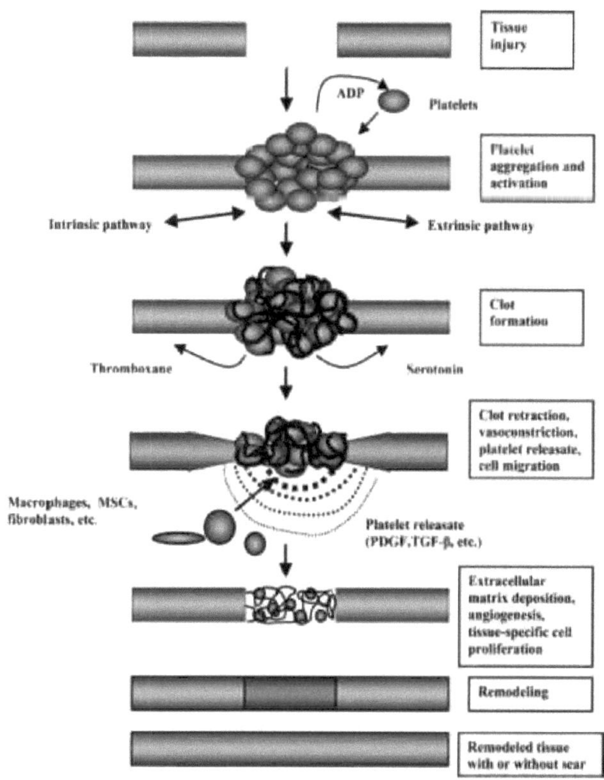

Fig·(4) : Papel das plaquetas na cicatrização de feridas(13)

REVISÃO, PLASMA RICO EM PLAQUETAS

Plasma rico em plaquetas

O plasma rico em plaquetas é definido como uma porção da fração plasmática do sangue autólogo com uma concentração de plaquetas superior à base. [68] Como tal, o plasma rico em plaquetas contém não só um elevado nível de plaquetas, mas também o complemento total dos factores de coagulação, sendo que estes últimos permanecem normalmente nos seus níveis fisiológicos normais. [69][70]

A terminologia PRP:-

O PRP tem sido descrito na literatura sob diferentes nomes e abreviaturas. Alguns autores definem o PRP apenas como plaquetas, enquanto outros referem que o PRP também contém concentrações elevadas de leucócitos, fibrina e algumas proteínas bioactivas. [71]Com base nestas descrições, o PRP foi classificado em plasma puro rico em plaquetas (P-PRP), plasma rico em leucócitos e plaquetas (L-PRP) e fibrina rica em leucócitos e plaquetas (L-PRF).[72]

No entanto, alguns autores consideram a autologia e os factores de crescimento como vantagens únicas do PRP e preferem os termos concentrado de plaquetas autólogo (APC) ou factores de crescimento ricos em plasma (PRGFs). [73] Na literatura são também utilizados vários outros termos, incluindo factores de crescimento autólogos (AGF)[74] , gel de plaquetas-leucócitos (PLG)[75] , gel de plaquetas autólogo (APG)[76] , gel rico em plaquetas (PRG)[71] , e fibrina rica em plaquetas (PRF). [72]

Os componentes do PRP:-

❖ *Componentes celulares*

Os principais componentes celulares do PRP são as plaquetas e os glóbulos brancos (leucócitos). As plaquetas, que são os componentes críticos do PRP, não são apenas uma fonte de factores de crescimento e quimiocinas, mas também expressam receptores de quimiocinas que regulam a resposta inflamatória. [77]

Os leucócitos no PRP incluem neutrófilos, monócitos, macrófagos e linfócitos, que contribuem para a morte bacteriana[78] . Os leucócitos também conferem outros efeitos benéficos na cicatrização: quando os fibroblastos foram cultivados na presença de P-PRP e de células mononucleares do sangue periférico (PBMC, constituídas por monócitos, macrófagos e linfócitos, mas não por neutrófilos), foram observados aumentos significativos na expressão dos genes do procolagénio tipo I e tipo III, na produção de proteínas de colagénio e na proliferação celular, em comparação com o grupo cultivado apenas com P-PRP.Isto foi acompanhado por um aumento da expressão de IL-6, que é conhecida por estimular a síntese de colagénio. [79]

É de notar que os efeitos anabólicos das PBMCs nos fibroblastos foram observados apenas na presença de plaquetas, e que esses efeitos não foram observados quando os fibroblastos foram expostos a PBMCs com PPP ou solução salina. Por conseguinte, as plaquetas podem ser essenciais para as PBMCs exercerem um efeito anabólico nos fibroblastos e podem executar este efeito estimulando as PBMCs a segregar IL-6 e a libertar os seus múltiplos factores de crescimento. [80]

Por outro lado, os leucócitos no PRP também libertam citocinas inflamatórias, incluindo IL-1β, TNF-α, MMP-8 e radicais livres de oxigénio, que causam efeitos catabólicos nas células e nos tecidos danificados . [81] A questão de saber se os efeitos benéficos dos leucócitos no PRP ultrapassam os efeitos prejudiciais continua a ser objeto de debate, sendo necessários estudos adicionais para provar ou refutar este argumento. É de notar que, quando ativado, o PRP é como uma matriz de fibrina, que incorpora plaquetas e facilita a libertação de factores de crescimento derivados das plaquetas no local da lesão para melhorar a reparação. A fibrina também contribui para a formação de uma rede flexível que suporta o enredamento de citocinas e a migração celular. [82]

❖ *Componentes moleculares*

É indiscutível que os factores de crescimento libertados pelas plaquetas activadas no PRP desempenham um papel crucial na melhoria do processo de cicatrização. Muitos estudos elucidaram as funções destes factores de crescimento, incluindo o PDGF, o TGF-β, o VEGF, o IGF, o HGF, o EGF e o bFGF. [(83)(84)]

Mecanismo de ação do PRP:-

O PRP funciona como um selante de tecidos e um sistema de administração de medicamentos, com as plaquetas a iniciarem a reparação de feridas através da libertação de factores de crescimento que actuam localmente através da degranulação dos grânulos a. ()[85]

As proteínas secretoras contidas nos grânulos a das plaquetas incluem o fator de crescimento derivado das plaquetas (isómeros PDGF-AA, BB e AB), o fator de crescimento transformador-β (TGF-β), o fator plaquetário 4 (PF4), a interleucina-1 (IL-1), o fator de angiogénese derivado das plaquetas (PDAF), o fator de crescimento endotelial vascular (VEGF), fator de crescimento epidérmico (EGF), fator de crescimento endotelial derivado das plaquetas (PDEGF), fator de crescimento das células epiteliais (ECGF), fator de crescimento semelhante à insulina (IGF), osteocalcina (Oc), osteonectina (On), fibrinogénio (Ff), vitronectina (Vn), fibronectina (Fn) e trombospondina-1 (TSP-1). [(85)(86)(87)] Estes factores de crescimento ajudam a cicatrização atraindo células não diferenciadas para a matriz recém-formada e desencadeando a divisão celular. [(88)]

O fator de crescimento derivado das plaquetas é o único fator de crescimento aprovado pela Food and Drug Administration para utilização clínica, e demonstrou, através da fase III de um ensaio clínico multicêntrico em humanos, gerar um aumento de 10% na taxa de cicatrização completa em feridas diabéticas. [(89)]

O fator de crescimento derivado das plaquetas é um fator de crescimento essencial na cicatrização de feridas, segregado por macrófagos, células endoteliais, fibroblastos e megacariócitos. As suas acções incluem a ativação de células imunitárias e fibroblastos, a deposição de matriz extracelular, a síntese de colagénio, a síntese de metaloproteinases de matriz e de inibidores tecidulares de metaloproteinases e (90) a angiogénese.[0]

É um poderoso mitogéneo para fibroblastos e células musculares lisas e está envolvido nas três fases da cicatrização, incluindo a angiogénese, a formação de tecido fibroso e a reepitelização. A libertação de PDGF no leito da ferida também tem um efeito quimiotático nos monócitos, neutrófilos, fibroblastos, células estaminais mesenquimais e osteoblastos. (91) O fator de crescimento derivado das plaquetas é uma proteína estável e demonstrou ser resistente a alterações de calor e de pH. Esta propriedade permite que o PDGF seja resistente às proteases destrutivas presentes no ambiente hostil, rico em metaloproteinases.(92)

O fator de crescimento transformador □ atrai macrófagos que estimulam a secreção de citocinas adicionais. (93)O TGF-β também aumenta a quimiotaxia dos fibroblastos e das células musculares lisas, induz a deposição de matriz óssea e estimula a síntese de colagénio tipo I. O TGF-β também promove a angiogénese e a produção de matriz extracelular. (94)

O TGF-β2 demonstrou uma melhoria nas taxas de cicatrização em úlceras do pé diabético na fase II de um ensaio clínico em humanos, mas o TGF-β1 é a isoforma predominante na cicatrização de feridas e nunca foi testado em ensaios clínicos em humanos. Estudos realizados em coelhos jovens demonstraram que aumenta a cicatrização de feridas através da formação de novo tecido de granulação e da reepitelização em feridas isquémicas e não isquémicas. (95)

O fator de crescimento endotelial vascular estimula indiretamente o crescimento endotelial e promove a angiogénese, ao mesmo tempo que aumenta a permeabilidade capilar e a fuga de plasma tecidular extracelular. (96) Ao contrário do PDGF, o VEGF liga-se quase exclusivamente às células endoteliais e não actua sobre os macrófagos, os fibroblastos ou o músculo liso. (97) Ainda não foram efectuados ensaios clínicos em humanos que estudem os efeitos do VEGF na cicatrização de feridas, mas estudos em animais, em coelhos, mostraram uma duplicação da formação de tecido de granulação. (98)

O fator de crescimento epidérmico é uma citocina que tem sido associada à angiogénese e à deposição de colagénio nos locais das feridas, tendo sido demonstrado quc cstimula a reparação de feridas em fibroblastos e células epiteliais. [96]

PDGF Estimulação da quimiotaxia e mitogénese de fibroblastos, células musculares sm∞th, MSC e osteoblastos; estimulação da quimiotaxia de monócitos, macrófagos e neutrófilos; ativação de macrófagos

TGF-β_1 Síntese da matriz; regulação da proliferação de queratinócitos e estimulação da produção de colagénio

VEGF Estimulação da permeabilidade dos vasos sanguíneos, da mitogénese das células endoteliais e da angiogénese; estimulação da linfangiogénese

EGF Estimulação da quimiotaxia dos queratinócitos; estimulação da mitogénese dos epiteliais, mesenquimais e fibroblastos; estimulação da quimiotaxia endotelial, da mitogénese e da angiogénese; regulação da secreção de colagenase

PDGF: fator de crescimento derivado das plaquetas, MSC: células estaminais mesenquimais, TGF-β_1 : fator de crescimento transformador-beta 1, VEGF: fator de crescimento endotelial vascular, EGF: fator de crescimento epidérmico.

Table 1 Growth factors present in platelet-rich plasma and their function.

PDGF	Stimulation of chemotaxis and mitogenesis of fibroblasts, smooth muscle cells, MSC and osteoblasts; stimulation of chemotaxis of monocytes, macrophages and neutrophils; activation of macrophages
TGF-β_1	Matrix synthesis; regulation of keratinocytes proliferation and stimulation of collagen production
VEGF	Stimulation of blood vessel permeability, mitogenesis of endothelial cells and angiogenesis; stimulation of lymfangiogenesis
EGF	Stimulation of chemotaxis of keratinocytes; stimulation of mitogenesis of epithelial-, mesenchymal- and fibroblasts; stimulation of endothelial chemotaxis, mitogenesis and angiogenesis; regulation of the secretion of collagenase

PDGF: platelet-derived growth factor, MSC: mesenchymal stem cells, TGF-β_1: transforming growth factor-beta 1, VEGF: vascular endothelial growth factor, EGF: epidermal growth factor.

Tabela 2: Resumo dos factores de crescimento contidos no PRP⁄9)[6]

As plaquetas no PRP também desempenham um papel no mecanismo de defesa do hospedeiro no local da ferida, produzindo proteínas de sinalização que atraem macrófagos. [99]O PRP também pode conter um pequeno número de leucócitos que sintetizam interleucinas como parte de uma resposta imunitária não específica. Estudos anteriores sobre o PRP demonstraram atividade antimicrobiana contra Escherichia coli, Staphylococcus aureus, Candida albicans e Cryptococcus neoformans .[100] [101]

Preparação do PRP:-

O PRP pode ser preparado através de diferentes técnicas. Estas dividem-se em:

- Separadores de células de uso geral.
- Separadores de células concentradoras de plaquetas.
- Técnica convencional de dupla rotação.

Separadores de células de uso geral: requerem grandes quantidades de sangue (450 ml) e, em geral, devem ser utilizados em ambiente hospitalar. O sangue é recolhido para um saco de recolha que contém anticoagulante citrato-fosfato-dextrose.

Em primeiro lugar, é centrifugado a 5.600 rpm para separar os glóbulos vermelhos do plasma pobre em plaquetas (PPP) e do PRP. A velocidade de centrifugação é depois reduzida para 2.400 rpm para obter uma separação final de cerca de 30 ml de PRP das hemácias. Com esta técnica, o PPP e as hemácias restantes podem ser devolvidos à circulação do doente ou podem ser eliminados. [102]

Separadores de células concentradoras de plaquetas: são mais utilizados, uma vez que este equipamento pode ser acomodado numa clínica. Estas tecnologias permitem a obtenção de PRP utilizando quantidades mais pequenas de sangue. Atualmente, existem dois sistemas deste tipo aprovados pela FDA e disponíveis comercialmente: Harvest SmartPrep Platelet Concentrate System (HSPCS; Harvest Technologies, Plymouth, MA, EUA) e o 3i Platelet Concentrate Collection System (3i PCCS; 3i Implant Innovations, Palm Beach Gardens, FL, EUA) Figura (5).

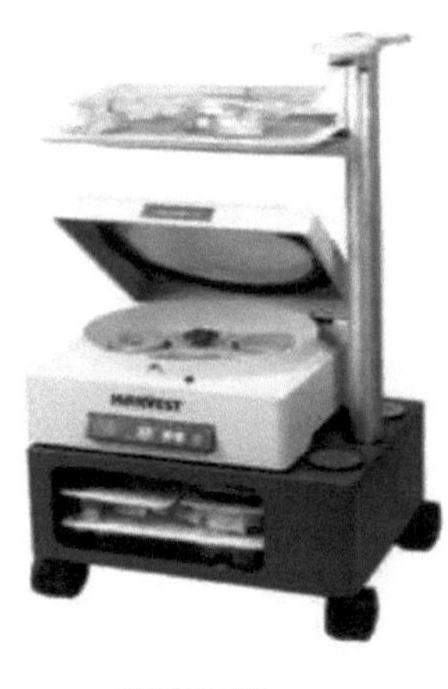

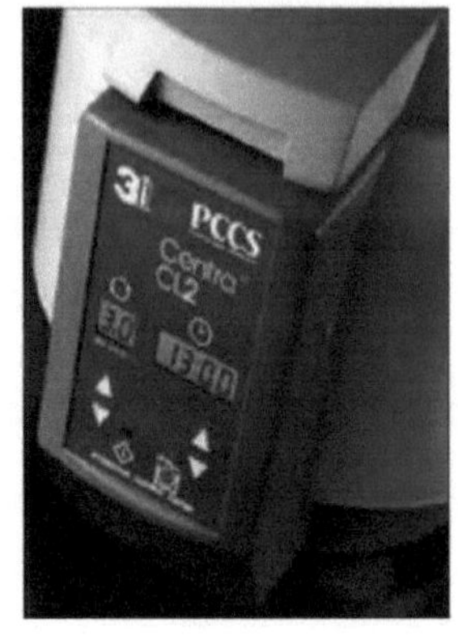

HSPCS 3i PCCS

Fig. (5) Separadores de células concentradoras de plaquetas. [(102)(103)]

A técnica convencional de dupla rotação tem sido amplamente utilizada:

- O sangue venoso é recolhido para um tubo que contém um anticoagulante para evitar a ativação e a degranulação das plaquetas.
- A primeira centrifugação é denominada "soft spin", que permite a separação do sangue em três camadas Figura (6), nomeadamente a camada de hemácias mais inferior (55% do volume total), a camada de plasma acelular mais superior denominada PPP (40% do volume total) e uma camada intermédia de PRP (5% do volume total) denominada "buffy coat".
- Utilizando uma seringa esterilizada, o operador transfere PPP, PRP e alguns glóbulos vermelhos para outro tubo sem anticoagulante.
- Este tubo será agora submetido a uma segunda centrifugação, mais longa e mais rápida do que a primeira, denominada "hard spin". Isto permite que as plaquetas (PRP) se depositem no fundo do tubo com muito poucos glóbulos vermelhos, o que explica a coloração vermelha da preparação final de PRP. O plasma acelular, PPP (80% do volume), encontra-se na parte superior.
- A maior parte do PPP é removida com uma seringa e deitada fora, e o PRP restante

é bem agitado.

- Este PRP é depois misturado com trombina bovina ou cloreto de cálcio no momento da aplicação. Isto resulta na ativação do concentrado de plaquetas. (102)(103)

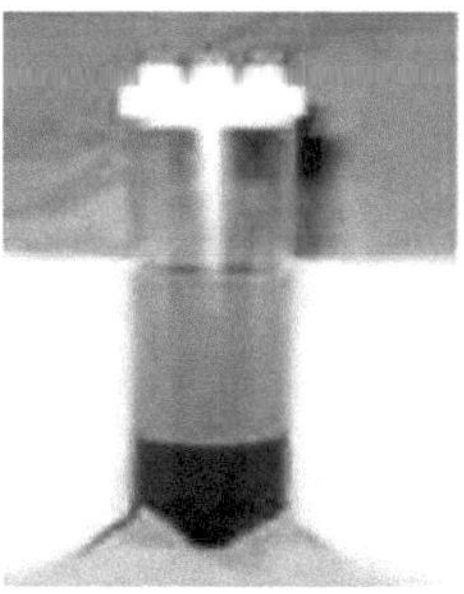

Fig.(6) As três camadas após a rotação suave. (103)

Aplicações clínicas comuns

Cicatrização de feridas:

A utilização do PRP para acelerar a cicatrização de feridas inspira o maior número de estudos clínicos. As publicações abordam vários temas, como a sua utilização no tratamento de feridas crónicas em doentes diabéticos, na avaliação da velocidade de reepitelização de locais dadores em enxertos de pele e no encerramento de úlceras crónicas por insuficiência vascular, entre outros. (104) Muitos estudos apresentados na tabela (3) apoiam a influência benéfica do PRP na cicatrização de feridas, sendo os principais factores a melhoria da proliferação de células endoteliais e da vascularização e os efeitos estimulantes na formação de tecido de granulação. Estes efeitos vantajosos são mais prováveis de ocorrer quando o PRP é aplicado repetidamente no leito da ferida. Não só se verificou uma maior cicatrização das feridas quando o PRP foi utilizado, como também o tempo de cicatrização foi notoriamente mais curto, conduzindo indiretamente a uma diminuição da morbilidade relacionada com a doença e dos custos de saúde. O PRP pode ser utilizado no tratamento de feridas como uma terapia adjuvante para promover a cicatrização de feridas, para além dos métodos convencionais.(106)

Authors	Design	n	Comparison	Results in relation to the PRP group
Humans				
Danielsen et al., 2006	RCT	20	PRP vs CT in epithelialisation of donor sites and STGs	No improved epithelial coverage
Driver et al., 2006	RCT	40	PRP vs saline gel in diabetic foot ulcers	Improved healing rate
Glover et al., 1997	C-C	3830	Platelet releasate + CT vs CT in chronic wounds	Overall healing rates: higher[a]; Amputation rates: lower[a]
Hom et al., 2007	C-C	80	PG vs CT in full-thickness skin punch wounds	At 42 days: increased wound closure,[a] higher wound closure velocities,[a] <14 days: greatest effect of healing
Kazakos et al., 2009	RCT	59	PRP vs CT in acute soft tissue wounds of the limb	Faster wound healing,[a] shorter time to surgery[a]
Knighton et al., 1990	RCT	32	Platelet's GFs vs platelet buffer solution in chronic wounds	Increased epithelialisation rate[a]
Mazzucco et al., 2004	C-C	59	PG vs CT in the treatment of nonhealing skin lesions	Improved healing rate, reduced hospital stay,[a] shorter time to surgery,[a] no adverse effects
Powell et al., 2001	RCT	8	PRP vs NT in deep-plane rhytidectomy	Improvement of oedema and ecchymosis (early phase of recovery)
Saad Setta et al., 2011	RCT	24	PRP vs PPP in chronic diabetic ulcers	Faster wound healing[a]
Animals				
Bir et al., 2009	RCT	40	PRP in endothelial cell proliferation (*in vitro*) and PRP in neovascularisation (*in vivo*)	Induction of endothelial cell proliferation and capillary tube formation (*in vitro*), increased perfusion (*in vivo*)[a]
Pietramaggiori et al., 2006	C-C	45	FD PRP vs FF PRP or NT in diabetic wounds	Increased formation of granulation tissue (*in vitro*)[a]
Pietramaggiori et al., 2008	C-C	NR	Different PRP preparations vs spontaneous wound healing in diabetic mice	Improved formation of vascularized wound tissue,[a] increased cell proliferation[a]
Pietramaggiori et al., 2010	C-C	40	Functional status of platelets in diabetic wound healing	Stimulation of angiogenesis, cell proliferation and wound contraction[a]
Takikawa et al., 2011	C-C	NR	PRP + fragmin/protamine microparticles vs controls	Enhancement of neovascularisation (*in vivo*),[a] increased formation of granulation tissue,[a] day 14: *Maximal*

RCT: ensaio controlado aleatorizado, PRP: plasma rico em plaquetas, CT: tratamento convencional. a: resultado significativo, STG: enxerto de pele com espessura dividida, C-C: estudo de caso-controlo, PG: gel de plaquetas, GF: fator de crescimento, NT: sem tratamento, FD: liofilizado, FF: fresco-congelado, NR: não reportado.

Tabela (3): Panorâmica dos estudos sobre a cicatrização de feridas. ([10] 5)

Lesões dos tendões e dos ligamentos:

A ciência básica e os estudos em animais apoiam a utilização do PRP em tendinopatias. Estudos laboratoriais demonstraram uma melhoria da proliferação de tenócitos, da deposição de colagénio e dos factores de crescimento endógenos. [(107)] Mischra & Barnett produziram separadamente séries de casos convincentes sobre o cotovelo de tenista. [(4)]

Até à data, a maioria dos estudos sobre ligamentos em seres humanos foi efectuada em combinação com a reconstrução cirúrgica do ligamento cruzado anterior. Em geral, as provas sugerem uma melhoria da dor, da cicatrização.[(108)] osteoartrite:

Existem modelos laboratoriais e animais para a utilização do PRP na osteoartrite, com resultados geralmente favoráveis. [108] Kon et al. indicam uma melhoria dos resultados funcionais. Não se sabe se o PRP actua através de factores parácrinos locais para alterar a dor, através da formação de nova hialina ou fibrocartilagem ou através de uma combinação de ambos ou de nenhum deles. [109] **Cirurgia plástica:**

> Enxerto de gordura

O enxerto de gordura é uma técnica utilizada para diversos fins em cirurgia plástica, que tem vindo a ganhar interesse nos últimos anos. Atualmente, a maioria das indicações encontra-se na cirurgia plástica facial para restaurar o contorno e as lesões atróficas. [110][111] Encontrámos vários estudos que investigaram o efeito do PRP no enxerto de gordura, quando este último foi utilizado para estimular a cicatrização de feridas. Em geral, os estudos apresentados na tabela (4) que descrevem a utilização combinada de PRP e enxertos de gordura sugerem uma melhoria da sobrevivência da gordura e uma melhoria da cicatrização de feridas. [112][113]

Authors	Design	n	Comparison	Results in relation to the PRP group
Humans				
Cervelli et al., 2009	C-C	43	PRP + fat grafts vs fat grafts in ulcers and facial plastic surgery	More ulcers underwent 100% re-epithelialisation, enhanced maintenance of contour restoring and 3D volume in facial plastic surgery (*in vivo*), increased number of ADSC (*in vitro*)[a]
Cervelli et al., 2009	C-C	30	PRP + fat grafts vs CT in venous chronic ulcers	Decreased time to re-epithelialisation[a]
Cervelli et al., 2011	C-C	20	PRP + fat grafts vs CT or PRP in chronic ulcers	PRP + fat grafts: faster re-epithelialisation[a]
Kakudo et al., 2008	C-C	NR	Different PRP preparations vs controls in proliferation of ADSC and FB	Promotion of proliferation of ADSC and FB[a] (*in vitro*)
Salgarello et al., 2011	C-C	42	PRP + fat grafts vs fat grafts in breast fat grafting	No improvement
Animals				
Blanton et al., 2009	C-C	3	ADSC, with or without PRP, vs saline in full-thickness wounds	ADSC groups: increased microvessel densities,[a] PRP + ADSC: increased wound cosmesis and levels of VEGF (*in vitro*)[a]
Oh et al., 2011	C-C	20	PRP + fat grafts vs fat grafts + saline in fat grafting on the scalp of mice	Higher volume and weight,[a] greater vascularity,[a] fewer cysts,[a] vacuoles[a] and fibrosis[a]
Pires Fraga et al., 2010	RCT	30	PRP + fat grafts vs fat grafts + saline in fat grafting on the ears of rabbits	Higher fat survival weight,[a] increased number of viable adipocytes[a] and blood

C-C: estudo caso-controlo, PRP: plasma rico em plaquetas, ADSC: células estaminais derivadas do tecido adiposo.

a Resultado significativo, TC: tratamento convencional, NR: não relatado, FB: fibroblastos,

VEGF: fator de crescimento endotelial vascular.

Tabela (4): Resumo dos estudos sobre enxertos de gordura. [105]

> Enxertos ósseos

Os enxertos ósseos podem ser utilizados em vários contextos clínicos, por exemplo, na reconstrução da continuidade mandibular e na cirurgia da fenda palatina O PRP aumenta significativamente a formação óssea. Para além dos efeitos estimulantes, o PRP é capaz de reduzir o edema, a equimose e a dor. (114)(115) Tabela (5)

Authors	Design	n	Comparison	Results in relation to the PRP group
Humans				
Gentile et al., 2010	C-C	30	PRP + bone vs bone in sinus lifting	Less pain and clinical signs of infection[a]
Lindeboom et al., 2007	RCT	10	PRP + bone vs placebo + bone in oral mucosal wound healing	<10 days: acceleration of the wound healing[a]
Marx et al., 1998	RCT	88	PRP + bone vs bone in mandibular defects	Acceleration of bone formation rate and degree (<6 months)[a]
Oyama et al., 2004	C-C	7	PRP + FG + bone vs FG + bone in alveolar cleft patients	Higher volume ratio of regenerated bone[a]
Torres et al., 2009	RCT	78	PRP + ABB vs ABB in sinus augmentation	Improved bone augmentation[a]
Animals				
Chang et al., 2009	C-C	16	PRP + CH vs CH in bone formation in rabbits	Increased bone formation[a] and in-growth of fibrovascular tissue
Drengk et al., 2009	C-C	NR	Several PRP preparations combined with MSC & CC in sheep	Increased proliferation of MSC & CC (in vitro)[a]
Findikcioglu et al., 2009	RCT	32	PRP vs PPP in the healing of critical size calvarial bone defects of rabbits	PRP group: better ossification, PRP and PPP group: no effect on neovascularisation
Gerard et al., 2007	C-C	12	PRP + bone vs bone in mandibular defects in dogs	Higher number of osteoblasts and osteoclasts (1 month)[a]
Hokugo et al., 2007	RCT	12	Several PRP preparations compared in healing of calvarial bone defects in rabbits	PRP + gelatin hydrogel: best enhancement of bone regeneration[a]

ABB: osso bovino anorgânico, CH: pérolas de colagénio/hidroxiapatite,

NR: não comunicado, MSC: células estaminais mesenquimais, CC: condrócitos, PPP: plasma pobre em plaquetas, BMSC: células estromais da medula óssea, PCMB: osso esponjoso particulado e medula óssea, NT: sem tratamento.

Tabela (5) : Panorâmica dos estudos sobre enxertos ósseos. (105)

> Alopécia

A aplicação do PRP no tratamento da alopécia tem sido investigada com um interesse renovado nos últimos anos. Alguns estudos procuram estabelecer os mecanismos moleculares através dos quais estes doentes poderiam beneficiar do PRP. Num estudo in vitro e in vivo em animais, Li et al. demonstraram que existe uma maior proliferação de células da papila dérmica quando incubadas com PRP, em comparação com os controlos. Esse efeito deveu-se ao aumento da expressão do FGF-7 (fator de crescimento de fibroblastos 7). (116)

> Laser

Num estudo realizado por Shin, 22 doentes foram tratados com um laser de 1550 nm, tendo apenas metade deles recebido aplicações tópicas de PRP após as sessões de laser. No final do estudo, o grupo tratado com a combinação de laser e PRP apresentava menos eritema e maior satisfação subjectiva. A conclusão dos autores não sugere uma superioridade clara da abordagem combinada em comparação com a aplicação isolada de laser fraccionado. [117]

> Rejuvenescimento da pele

Entre os diferentes processos degenerativos que causam o envelhecimento da pele, a diminuição da produção de colagénio pelos fibroblastos é o mais importante. [118]

Os estudos demonstraram o efeito dos factores de crescimento e das citocinas na preservação da textura da pele, como o fator de crescimento dos fibroblastos (FGF1), que é importante no processo de regeneração e proliferação das células da pele, na acumulação da proteína de colagénio tipo 1 alfa 1 na pele e na inibição dos danos cutâneos induzidos pelos raios UV. [119] As estratégias anti-envelhecimento convencionais, como as que envolvem lasers e tratamentos tópicos, visam normalmente aumentar a síntese de ECM através da ativação de fibroblastos [120].

aPRP (PRP ativado) aumenta a expressão das proteínas MMP-1 e MMP-3. As proteínas metaloproteinas da matriz (MMP) estão envolvidas no processo de envelhecimento através da degradação do colagénio e de outras proteínas da matriz extracelular (ECM). [121]Podem ajudar a regenerar a derme através da omissão de fragmentos de colagénio que são prejudiciais para o tecido conjuntivo dérmico e, assim, proporcionar uma base adequada para a deposição de novo colagénio. Assim, a aPRP pode provocar a remodelação da ECM através da estimulação da remoção de componentes da ECM foto-danificados e da indução da síntese de novo colagénio pelos fibroblastos, que, por sua vez, proliferam devido à sua estimulação. [122]

Outro estudo demonstrou que uma concentração elevada de PRP aumentou a expressão de colagénio dc tipo I, MMP-1 e MMP-2 nos fibroblastos da pele humana. [123] Outro mecanismo do PRP para o rejuvenescimento da pele é através da aceleração da produção de ácido hialurónico. O ácido hialurónico absorve água e torna a matriz de ácido hialurónico inchada, o que aumenta o volume e o turgor da pele. Também promove a proliferação celular, a síntese da matriz extracelular e ajuda a ajustar o diâmetro das fibras de colagénio. Em geral, pode aumentar a elasticidade da pele. [124]

Perfil de segurança do PRP:-

Uma vez que o PRP é preparado a partir de sangue autólogo, teoricamente existem riscos mínimos de transmissão de doenças, reacções imunogénicas ou cancro. [125] Com base na experiência clínica pioneira e de longo prazo no domínio oral e maxilar com PRP, e nos milhares de pacientes tratados até à data, a utilização de PRP é considerada segura. [126] [127]

No domínio músculo-esquelético, embora não existam estudos de resultados a longo prazo com PRP, foi tratado um grande número de doentes em todo o mundo. No seu estudo com mais de 800 doentes, Wang-Saegusa e colegas não registaram efeitos adversos após a injeção de plasma rico em factores de crescimento (PRGF) na articulação do joelho aos 6 meses. [128]

Efeitos adversos:-

Os efeitos secundários são raros mas, como em qualquer injeção, existe sempre um pequeno risco de morbilidade no local da injeção, infeção ou lesão de nervos ou vasos sanguíneos. Foi notificada a formação de tecido cicatricial e calcificação no local da injeção.[129]

A hipersensibilidade à trombina bovina utilizada para a ativação era preocupante, pelo que é evitada nas técnicas modernas. No início e em meados da década de 1990, houve alguns relatos do desenvolvimento de anticorpos antibovinos (fator V bovino) que reagiram de forma cruzada com factores de coagulação humanos em resposta à utilização do produto bovino. Isto pode dever-se ao facto de os métodos de processamento actuais removerem muito mais contaminação por fator V bovino, de a utilização de trombina bovina no PRP ser de baixa dose (200 unidades), de a maioria das suas aplicações ser tópica, sem entrada na circulação sistémica, e de já estar coagulada quando entra em contacto com tecidos humanos. Raramente, foi relatado o desenvolvimento de anticorpos contra os factores de coagulação V e IX, levando a coagulopatias potencialmente fatais. [100][110]

Contra-indicações do PRP: - [100]

Contra-indicações absolutas:

- Síndrome de disfunção plaquetária.
- Trombocitopenia crítica.
- Instabilidade hemodinâmica.
- Septicemia.
- Infeção local no local do procedimento.
- O doente não está disposto a aceitar riscos.

Contra-indicações relativas:

- Uso consistente de AINEs nas 48 horas seguintes ao procedimento.
- Injeção de corticosteroide no local de tratamento no prazo de 1 mês.
- Fumar muito.
- Febre ou doença recente.
- Cancro - especialmente hematopoiético ou do osso.
- HGB < 10 g/dl.
- Contagem de plaquetas < 105/mm .^{3}

OBJECTIVO DO TRABALHO

O objetivo deste estudo é avaliar a utilização de PRP autólogo no tratamento de feridas agudas (o local doador de enxerto de pele de espessura parcial em diferentes indicações foi selecionado como exemplo de ferida aguda).

DOENTES E MÉTODOS

Este estudo prospetivo incluiu 50 doentes admitidos no departamento de Cirurgia Plástica e Reconstrutiva do Hospital Universitário de Tanta de agosto de 2013 a agosto de 2014. Os doentes eram de ambos os sexos e a sua idade variava entre os 9 e os 45 anos. O local doador de enxerto de pele de espessura dividida em diferentes indicações foi selecionado como um exemplo de ferida aguda para avaliar o papel do PRP como acelerador do processo de cicatrização de feridas.

Todos os doentes que necessitavam de enxerto de pele de espessura parcial colhido na coxa foram incluídos neste estudo. Os doentes com condições médicas que prejudicam a cicatrização da ferida, incluindo insuficiência hepática ou renal, doentes diabéticos, fumadores, doenças do sangue, doenças do colagénio e doentes a tomar esteróides ou terapia imunossupressora foram excluídos do nosso estudo. Excluímos também os doentes com condições locais que afectam o processo de cicatrização, incluindo isquemia periférica, insuficiência venosa crónica e infeção local no local do procedimento.

Foi obtido o consentimento informado de todos os doentes, após descrição pormenorizada do procedimento, antes da entrada no estudo. Foi obtida a aprovação do comité de ética antes do início deste estudo. Todos os doentes foram submetidos a:

1. Anamnese completa com ênfase considerável em

- Condições médicas que afectam a cicatrização ou a contagem e função das plaquetas, por exemplo, DM, insuficiência hepática, insuficiência renal e doenças do colagénio.
- Hábitos especiais de importância médica, por exemplo, o tabagismo.
- Medicamentos que afectam o processo de cicatrização, por exemplo, esteróides.
- Antecedentes de cirurgia prévia, traumatismo ou queimaduras na extremidade inferior, especialmente nas coxas.
- Sintomas de isquemia crónica dos membros inferiores, ou seja, claudicação

intermitente.

- História sugestiva de insuficiência venosa crónica, por exemplo

História prévia de trombose venosa profunda ou flebite, uso de anticoagulação, dor ou desconforto na perna é tipicamente descrita como peso ou dor agravada pela permanência prolongada em pé e aliviada pela elevação.

2. Exame clínico exaustivo

Exame geral: Com especial destaque para:

- Sinais de púrpura incluindo erupções purpúricas nas extermidades, abdómen e nádegas, equimose e esplenomegalia.

- Sinais de insuficiência hepática, por exemplo, iterícia, ascite e edema bilateral dos membros inferiores.

Exame local dos membros inferiores, nomeadamente avaliação vascular:

Inspeção

- Cicatriz de cirurgia anterior, traumatismo ou queimadura.

- Alterações de cor, por exemplo, palidez, manchas ou cianose.

- Veias de aranha superficiais (veias reticulares).

- Inchaço unilateral dos membros inferiores.

- Pigmentação da pele na zona da polaina (lipodermatosclerose).

- Ulcerações.

Palpação

Pulsos pedais (dorsalis pedis, tibial anterior e tibial posterior)

3. investigações

- Açúcar no sangue em jejum e pós-prandial.
- Homograma completo.
- Testes de função hepática.
- Teste das funções renais.
- Estudo duplex do sistema arterial ou venoso dos LL.

4. preparação do plasma rico em plaquetas (PRP)

O PRP foi preparado antes da fase cirúrgica. Foram retirados 50 ml de sangue venoso autólogo por punção venosa da veia antecubital. O sangue foi recolhido num tubo estéril contendo 5 ml de citrato-fosfato-dextrose (CPD) para anticoagulação Figura (7).

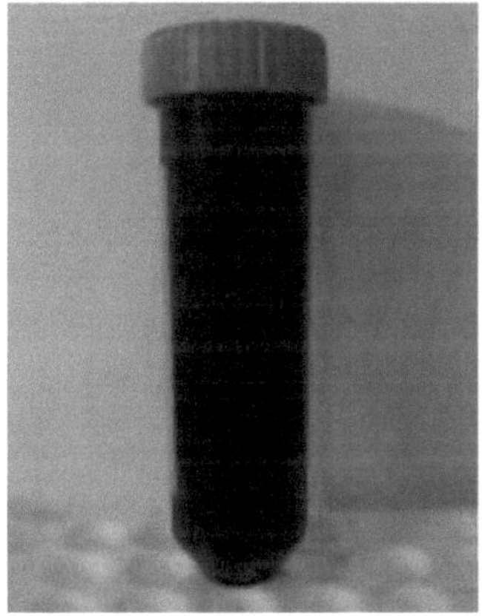

Fig. (7) 50 ml de sangue retirado do doente.

A amostra de sangue foi centrifugada a 2500 r.p.m. durante 5 minutos numa máquina centrífuga (eppendorf centrifuge 5804) figura (8). Após a primeira centrifugação, o sangue é separado em três fracções diferentes: glóbulos vermelhos, plaquetas e glóbulos brancos, e plasma pobre em plaquetas figura (9).

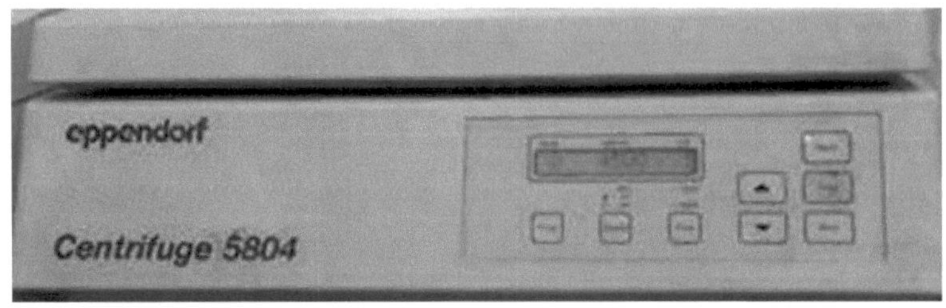

Fig.(8) Máquina de centrifugação

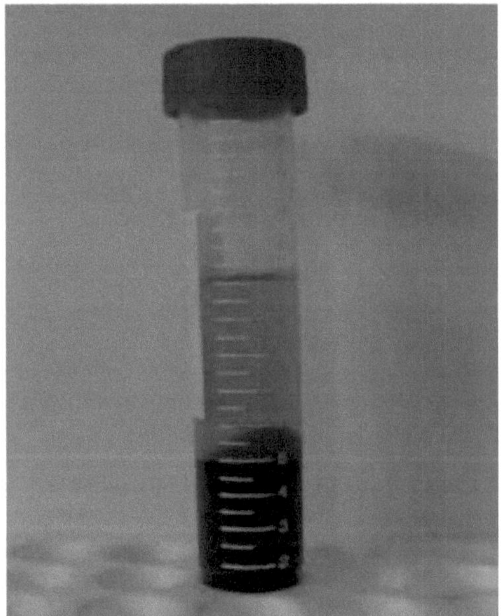

Fig. (9) 3 fracções diferentes após a rotação de 1 st

O plasma pobre em plaquetas, as plaquetas concentradas e os glóbulos brancos foram retirados para outro tubo estéril e centrifugados durante mais 5 minutos a 3500 r.p.m. Figura (10) Esta centrifugação separa o plasma pobre em plaquetas (PPP) na parte superior e o PRP na parte inferior (a diferenciação visual entre as duas camadas era difícil) Figura (11).

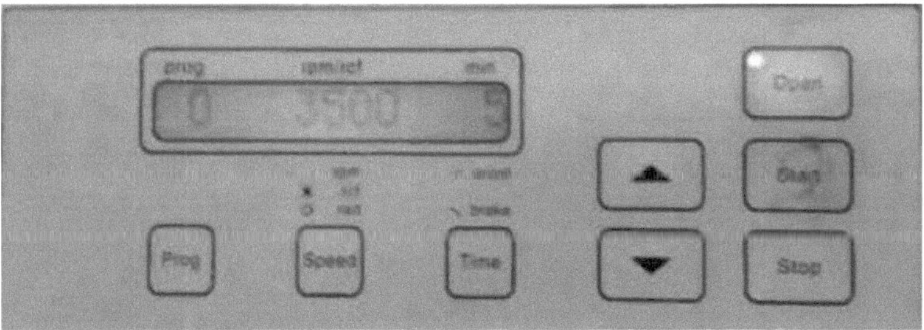

Fig. (10) A segunda rotação

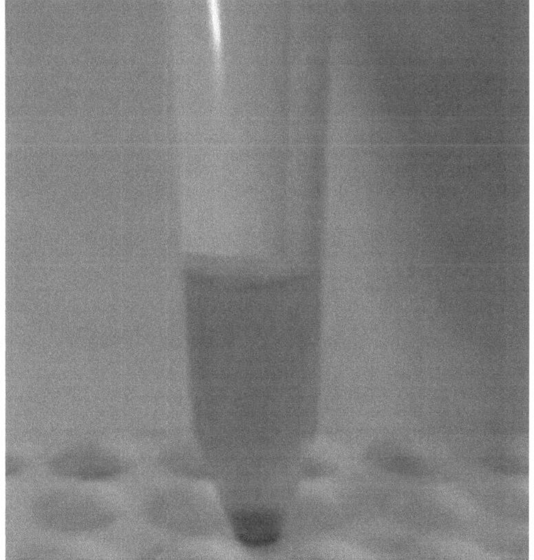

Fig. (11) A diferenciação visual entre PRP e PPP é difícil

O PPP foi descartado. O PRP constituiu aproximadamente 10% do volume total de sangue retirado (aproximadamente 4-5 ml).

5 Avaliação laboratorial :

Um centímetro de sangue retirado de todos os doentes foi enviado para o laboratório para contagem manual das plaquetas (12) e medição do fator de crescimento transformador β1 (TGF-β1) utilizando o kit DRG TGF-β1 ELISA. Os valores de base do fator de crescimento transformador β1 e a contagem de plaquetas foram registados para todos os doentes.

Fig. (12): Contador manual de plaquetas.

0,5 ml do plasma rico em plaquetas preparado foi também enviado para o laboratório para nova medição do fator de crescimento transformador β1 e da contagem de plaquetas. Os valores do fator de crescimento transformador β1 e a contagem de plaquetas no plasma rico em plaquetas foram comparados com os valores de base em todos os doentes.

6 O procedimento

Foi administrada uma combinação de amoxicilina e ácido clavulínico aquando da indução. Sob anestesia geral, a pele da coxa foi preparada.

Foi obtido um enxerto de pele de espessura parcial da coxa com uma faca de Humby. Uma metade da zona doadora foi injectada com PRP recentemente ativado como lado de teste (no momento do enxerto, o PRP foi misturado com 2% de cloreto de cálcio numa proporção de volume de 7 para 1 para ativação), a outra metade foi tratada com o método convencional de figura de penso (13). A seleção do lado do PRP foi feita de forma aleatória. O tempo foi estimado e registado desde a retirada do sangue dos pacientes até à injeção do PRP ativado. Foi utilizado um penso de gaze vaselinada com uma camada absorvente secundária para cobrir a zona doadora em todos os pacientes.

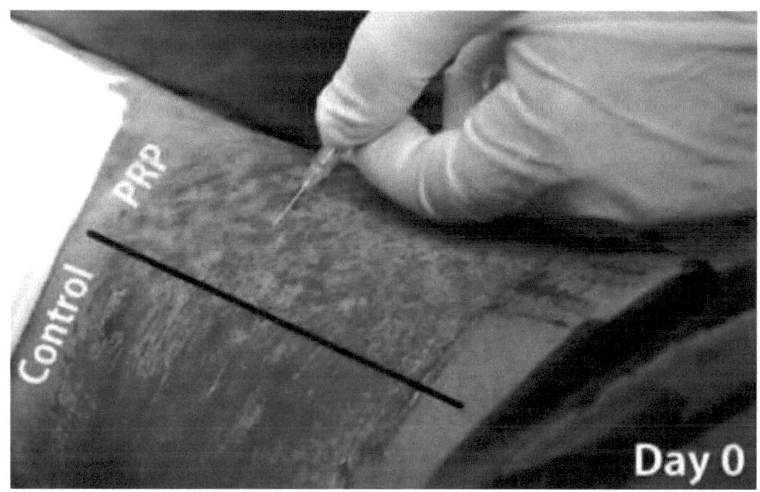

Fig.(13) Injeção do PRP ativado

7 Cuidados pós-operatórios:

- Utilizar antibióticos e anti-inflamatórios analgésicos após a cirurgia durante 5 dias.
- Os doentes foram chamados de novo ao fim de 7 dias para monitorização clínica e biópsia por punção.

8 Acompanhamento dos doentes:

a-Acompanhamento clínico:

Avaliação da zona dadora semanalmente durante 3 semanas, no que diz respeito à perceção da dor pelo doente, quantidade de exsudado (embebimento), área de superfície de epitelização e possíveis complicações (infeção, hiperpigmentação e reação ao PRP), estes dados foram apresentados na tabela seguinte:

Tabela (6) : Acompanhamento clínico dos casos.

Item	PRP side			Untreated side		
	1st week	2nd week	3rd week	1st week	2nd week	3rd week
Patient's perception of pain Pre Dressing (min) 0 1 2 3 4 5 6 7 8 9 10 (max)						
During Dressing (min) 0 1 2 3 4 5 6 7 8 9 10 (max)						
Exudate Amount						
Epithelization						

b-Acompanhamento histopatológico

No sétimo dia após a cirurgia, foi efectuada uma biopsia por punção de 3 mm sob anestesia local (xilocaína a 0,5%) nos lados tratados com PRP e no lado do controlo, seguida de fixação com paraformaldeído a 10%. As amostras fixadas em parafina foram coradas com H&E . O exame das amostras preparadas foi feito com especial atenção ao espessamento epidérmico, à formação de queratina, à neovascularização, à deposição de colagénio e à infiltração da derme com células inflamatórias.

Análise estatística

Os dados recolhidos foram organizados, tabulados e analisados estatisticamente utilizando o pacote estatístico SPSS para estudos sociais versão 19 fabricado pela SPSS, uma empresa IBM, Estados Unidos da América.

Para os dados categóricos, foram calculados o número e a percentagem para cada observação. As diferenças observadas entre as diferentes categorias foram testadas utilizando o teste exato de Fisher ou o teste exato de Monte Carlo, conforme apropriado.

Para os dados numéricos, foram calculados o intervalo, a média e o desvio padrão. As diferenças nos valores médios foram testadas utilizando o teste de Mann-Whitney (Z), uma vez que o pequeno número de amostras não permitiu a utilização de testes paramétricos de significância. A correlação entre as variáveis foi calculada pelo coeficiente de correlação de Pearson (r). O nível de significância foi considerado com um valor de probabilidade de P <0,05.

> **Valor médio** .

A soma de todas as observações dividida pelo número de observações.

> **Desvio padrão:**

Mede o grau de dispersão das variedades individuais em torno da sua média.

> **Teste exato de Fisher:**

Adequado para dados binários em amostras não emparelhadas: a tabela 2 x 2 é utilizada para comparar os efeitos do tratamento ou as frequências dos efeitos secundários em dois grupos de tratamento.

> **Teste de Mann-Whitney (Z):**

Este teste não paramétrico é utilizado para dados ordinais ou contínuos. Ao contrário do teste t de Student, não requer que os dados tenham uma distribuição normal. Este teste pode ser utilizado para dados emparelhados ou não emparelhados.

> **Teste de correlação de Pearson (r):**

Testa se duas variáveis contínuas normalmente distribuídas apresentam correlação linear.

> **Teste exato de Monte Carlo**

Testa se um conjunto de dados é consistente com uma hipótese nula. É adequado para uma situação em que a distribuição teórica do teste estatístico é desconhecida, embora a distribuição das observações individuais seja conhecida.

> **Valor de p:**

O valor P está associado a uma estatística de teste. É a probabilidade, se a estatística de teste fosse realmente distribuída como seria sob a hipótese nula, de observar uma estatística de teste [tão extrema ou mais extrema do que] a que foi efetivamente observada.

RESULTADOS

Cinquenta doentes foram admitidos no departamento de Cirurgia Plástica e Reconstrutiva do Hospital Universitário de Tanta entre agosto de 2013 e agosto de 2014, submetidos a enxerto de pele de espessura parcial e aplicação de PRP em metade do lado dador num estudo prospetivo para avaliar a utilização de PRP autólogo no tratamento de feridas agudas (o local dador do enxerto de espessura parcial é um exemplo de ferida aguda).

Dados pré-operatórios

> Distribuição etária:

A idade dos doentes variava entre os 9 e os 45 anos, com um valor médio de 22,38 ± 7,53 anos

> Distribuição por sexo:

O estudo incluiu 44 homens e 6 mulheres. A distribuição por sexo é apresentada na figura (14).

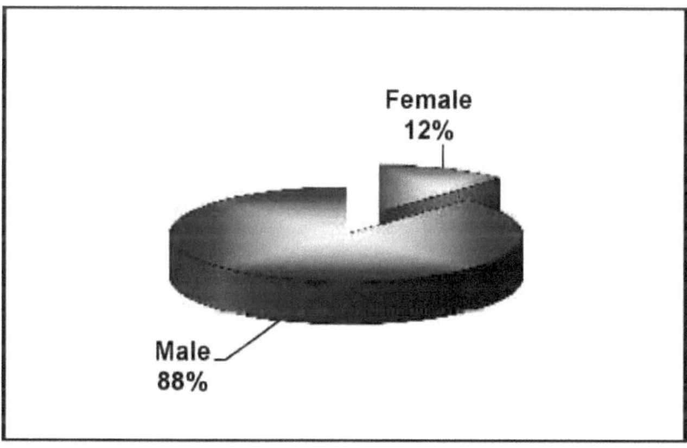

Fig. (14) Sex distribution

> Indicações para o enxerto:

As indicações para o enxerto de pele de espessura parcial foram variáveis: 29 doentes apresentavam defeitos cutâneos pós-traumáticos, 12 doentes apresentavam defeitos cutâneos pós-queimaduras e 9 doentes apresentavam defeitos cutâneos após a excisão de tumores cutâneos benignos. As indicações para a realização de enxertos são apresentadas na tabela (7).

Indicações para o enxerto		
	N	%
Defeito cutâneo pós-traumático	29	58.00
Defeito cutâneo pós-queimadura	12	24.00
Pós-excisão de tumor benigno	9	18.00
Total	50	100.00

Tabela (7): Indicação do enxerto de pele de espessura parcial.

Dados operacionais

> Contagem de plaquetas:

A contagem de plaquetas foi efectuada no sangue do doente e no PRP preparado. A contagem de plaquetas do sangue do doente variou entre 170 000 e 340 000 células/mm^3 com um valor médio de 231 780 ± 44 666 células/mm^3 . No PRP, a contagem de plaquetas variou entre 350.000 e 970.000 células/mm^3 com um valor médio de 711.540 ± 139.418 células/mm^3 . estes resultados estão tabelados na tabela (8). Houve uma diferença estatisticamente significativa entre a contagem de plaquetas no sangue do doente e no plasma plaquetário (valor de P <0,001). (A contagem de plaquetas aumentou cerca de 3 vezes no plasma rico em plaquetas) figura (15)

Tabela (8) : Contagem de plaquetas no sangue do doente e no PRP preparado.

	Contagem de plaquetas			Diferenças emparelhadas		Teste de amostras emparelhadas	
	Gama	Média ±	DP	Média	SD	t	Valor de p
Sangue do	170.0 - 340.0	231.78 ±	44.66	-479.7	110.2	-30.7	<0.001*

doente						
PRP	350.0 - 970.0	711.54 ± 139.41				

DP = desvio padrão. t= teste de significância entre os dois grupos.

P>0,05= não significativo. P<0,05= significativo.

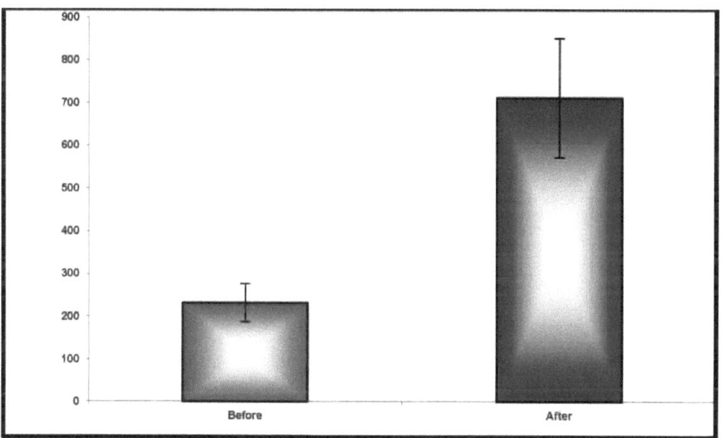

Fig. (15) Contagem de plaquetas antes e depois da preparação do PRP

> Medição do fator de crescimento transformador-beta (TGF-β1):

A concentração de TGF-β1 foi medida no sangue total do doente e no PRP preparado. A concentração de TGF-β1 no sangue do doente variou entre 370 000 e 930 000 ng/dl, com um valor médio de 680 000 ± 159 374 ng/dl. No PRP, a concentração de TGF-β1 variou entre 660 000 e 2110 000 ng/dl, com um valor médio de 1560 000 ± 362 416 ng/dl. Estes resultados estão tabulados na tabela (9). Verificou-se uma diferença estatisticamente significativa entre a concentração de TGF-β1 no sangue do doente e no PRP (valor de P = 0,02). A concentração de TGF-β aumentou cerca de 2,3 vezes no plasma rico em plaquetas, figura (16).

	TGF-Beta1 concentration		Paired Differences		Paired Samples Test	
	Range	Mean ± SD	Mean	SD	t	P-value
Patient's blood	370.000 - 930.000	680.000 ± 159.374	-880.00	273.894	-11.130	0.02*
PRP	660.000 - 2110.000	1560.000 ± 362.416				

DP = desvio padrão. t= teste de significância entre os dois grupos.

P>0,05= não significativo. P<0,05= significativo.

Tabela (9): Concentração de TGF-β1 no sangue total e no PRP do paciente.

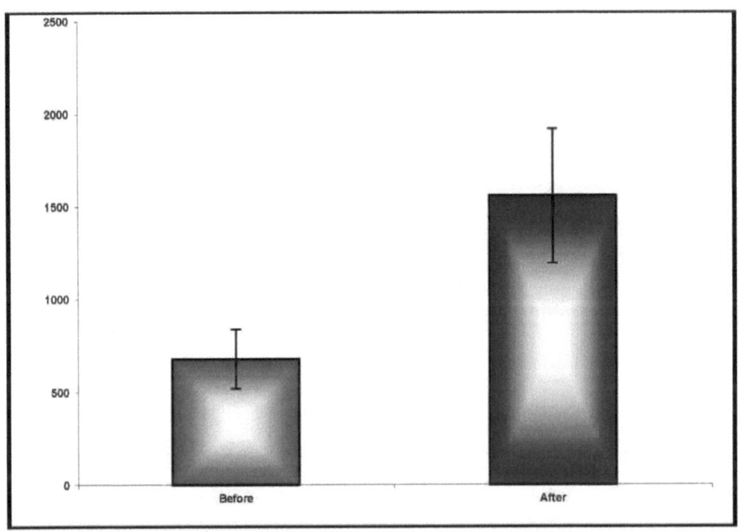

Fig (16) Concentração de TGF-β1 antes e depois da preparação de PRP

> Tempo de preparação do PRP:

Tempo estimado desde a recolha da amostra de sangue do doente até à injeção do PRP ativado. O tempo variou entre 45 e 90 minutos, com um valor médio de 75,72±18,54 minutos.

Monitorização clínica

1. Avaliação da dor 1 semana após a cirurgia:

Avaliámos a dor utilizando um sistema de pontuação numérica da dor subjectiva (0 = sem dor e 10 = dor intensa). A avaliação da dor antes da aplicação do penso no lado do PRP revelou que a perceção da dor variava entre 0,000 e 2,000, com uma mediana de zero. No lado do controlo, a perceção da dor variou entre 0,000 e 5,000, com uma mediana de 2,000. A Tabela (10) mostra que houve uma diferença significativa entre os valores medianos da dor nos lados PRP e controlo (P<0,013).

	Perceção da dor antes do penso 1 semana após a cirurgia			**Teste de Wilcoxon Signed Ranks**	
	Gama	**Mediana**	**Intervalo interquartil**	**Z**	**Valor P**
Lado PRP	0.000 - 2.000	0.000	1.000	-4.602	0.013*
Lado do controlo	0.000 - 5.000	2.000	3.000		

Tabela (10) : Avaliação da dor 1 semana após a cirurgia.

DP = desvio padrão.

Z= teste de significância entre os dois grupos no teste de Mann-Whiteny.

P>0,05= não significativo. P<0,05= significativo.

2. Durante o penso Avaliação da dor 1 semana após a operação:

Durante a avaliação da dor durante o curativo no lado do PRP, a perceção da dor variou de 3.000 a 8.000, com uma mediana de 5.000. Enquanto que no lado do controlo variou entre 4.000 e 10.000, com uma mediana de 8.000. A Tabela (11) mostra que houve uma diferença significativa entre os valores medianos da dor nos lados PRP e controlo (P<0,001) O PRP tem um efeito analgésico. Figura (17)

	Perceção da dor durante o penso 1 semana pós-operatório			**Teste Wilcoxon Signed Ranks**	
	Gama	**Mediana**	**Intervalo interquartil**	**Z**	**Valor de p**
Lado PRP	3.000 - 8.000	5.000	2.000	-6.05	<0.001*

Lado do controlo	4.000 - 10.000	8.000	2.000		

DP = desvio padrão.

Z= teste de significância entre os dois grupos no teste de Mann-whiteny.

P>0,05= não significativo. P<0,05= significativo.

Tabela (11): Avaliação da dor durante o curativo na primeira semana de pós-operatório.

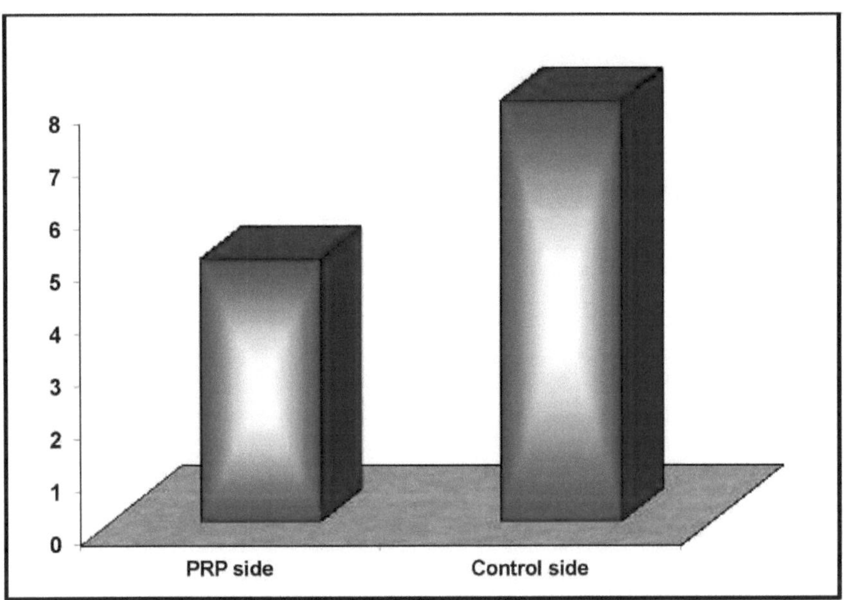

Fig (17) A avaliação da dor durante o penso é maior no lado do controlo.

3. <u>Avaliação da dor 2 semanas após a cirurgia:</u>

Todos os doentes não sentiram qualquer dor, tanto no lado do PRP como no lado de controlo, exceto 4 doentes que sentiram dor no lado de controlo.

4. <u>Durante o penso Perceção da dor 2 semanas de pós-operatório:</u>

Durante a avaliação da dor durante o curativo no lado do PRP, a perceção da dor variou de 1.000 a 6.000, com uma mediana de 3.000. Enquanto que no lado do controlo variou de 3.000 a 9.000 com uma mediana de 6.000. A Tabela (12) mostra que houve uma diferença significativa entre os valores medianos da dor nos lados PRP e controlo (P<0,011).

Tabela (12): Durante o penso Perceção da dor 2 semanas de pós-operatório.

	Dor na 2ª semana durante o penso			**Teste de Wilcoxon Signed Ranks**	
	Gama	**Mediana**	**Intervalo interquartil**	**Z**	**Valor de p**
Lado PRP	1.000 - 6.000	3.000	1.250	-5.99	<0.011*
Lado do controlo	3.000 - 9.000	6.000	2.000		

DP = desvio padrão.

Z= teste de significância entre os dois grupos em Wilcoxon Signed Ranks

Teste

P>0,05= não significativo. P<0,05= significativo.

5. <u>Área de superfície de epitelização 1 semana após a cirurgia</u>:

A área da superfície de epitelização foi medida em cm^2 . No lado do PRP, a área da superfície de epitelização variou entre 5 e 12 cm^2 com uma mediana de 8,5 cm^2 , enquanto no lado do controlo a área da superfície de epitelização variou entre 2 e 6 cm^2 com uma mediana de 4 cm^2 , a tabela (13) mostra que houve uma diferença estatisticamente significativa entre os dois valores medianos com um valor de p (<0,001). O lado do PRP apresenta uma figura de epitelização precoce (19).

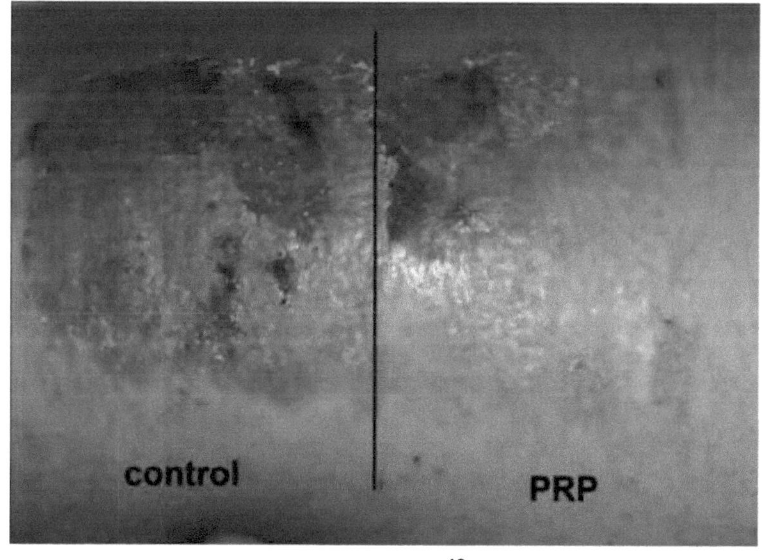

Fig. (18) Uma semana dc pós-operatório.

Tabela (13): Epitelização em 1st semana.

	1ª Semana Aceleração da epitelização			Teste Wilcoxon Signed Ranks	
	Gama	Mediana	Intervalo interquartil	Z	Valor P
Lado PRP	5.00 - 12.00	8.51	8.51	-6.22	0.001*
Lado do controlo	2.00 -6.00	4.00	4.00		

DP = desvio padrão.

Z= teste de significância entre os dois grupos no Wilcoxon Signed Ranks Test

P>0,05= não significativo. P<0,05= significativo.

Não encontrámos uma correlação significativa entre o sexo e a taxa de epitelização no lado do PRP com um valor de p de 0,054, como se pode ver na tabela seguinte, tabela (14).

Tabela (14): Correlação entre o sexo e a taxa de epitelização no lado do PRP

Sexo	**1ª Semana Aceleração da epitelização Lado PRP**	**Teste T**	
	Média ± DP	**t**	**Valor de p**
Feminino	0.917± 0.585	-1.973	0.054
Masculino	1.614± 0.834		

DP = desvio padrão. t= teste de significância entre os dois grupos.

P>0,05= não significativo. P<0,05= significativo.

6. Ocorrência de complicações:

Não foram detectadas complicações, à exceção de 2 doentes que sofreram de hiperpigmentação do lado do dador, tanto no lado do PRP como no lado do controlo (19)

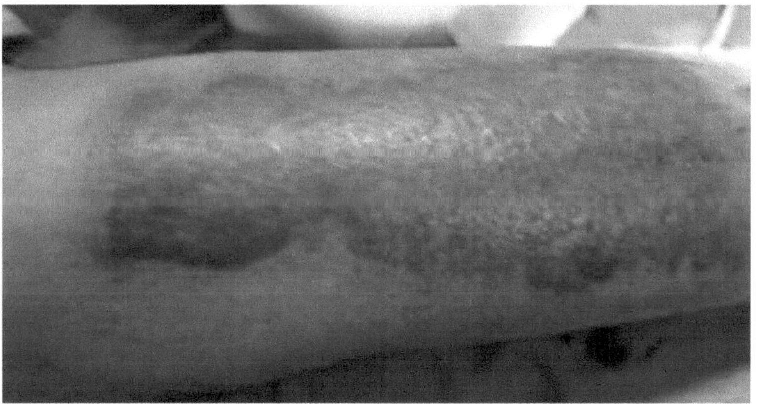

Fig. (19) Hiperpigmentação da zona dadora.

Controlo histopatológico

O exame das amostras preparadas foi feito com especial atenção ao espessamento epidérmico, à formação de queratina, à neovascularização, à deposição de colagénio e à infiltração da derme com células inflamatórias. Constatámos o seguinte:

Lado do controlo

- Cobertura epitelial mínima e parcial ao 7º dia com extensas áreas de ulceração e infiltração por células inflamatórias agudas, principalmente neutrófilos (x100). Fig (20)
- A imagem superior demonstra a fina cobertura epidérmica (x400) Fig (21)
- Infiltrado inflamatório perivascular extenso e deposição mínima de colagénio. (X200) Fig (22)
- Edema abaixo da epiderme com ausência de melanina. Os queratinócitos indiferenciados são evidentes no estrato esponjoso, no estrato granuloso e no estrato córneo, com mitose proeminente no estrato basal. Fig (23)

Lado PRP

- Epitélio intacto regenerado com queratinócitos epidérmicos diferenciados (X100) Fig (24)
- Células poliédricas diferenciadas no estrato esponjoso. As células do estrato granuloso estão completamente diferenciadas e apresentam grânulos de querato-hialieno. (X400) Fig (25)
- Neovascularização (X200) Fig (26)
- Início da deposição de colagénio. Fig (27)

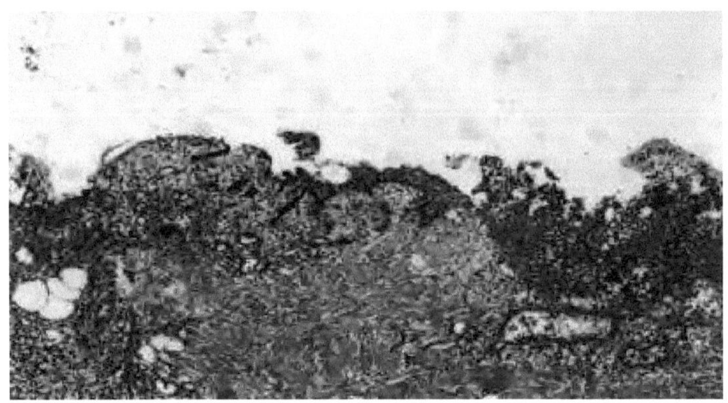

Fig. (20) Cobertura epitelial mínima e parcial

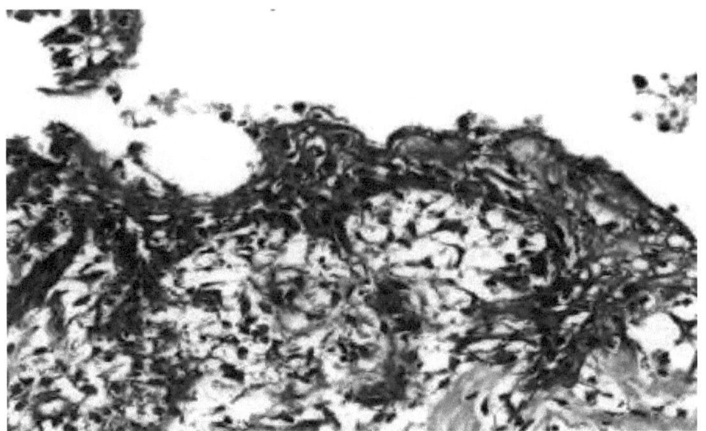

Fig (21) Cobertura epidérmica fina em campo de alta potência X400

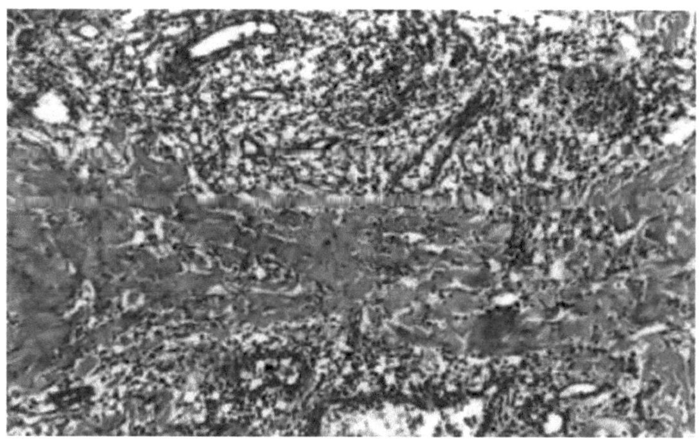

Fig. (22) Infiltrado inflamatório perivascular extenso e deposição mínima de colagénio

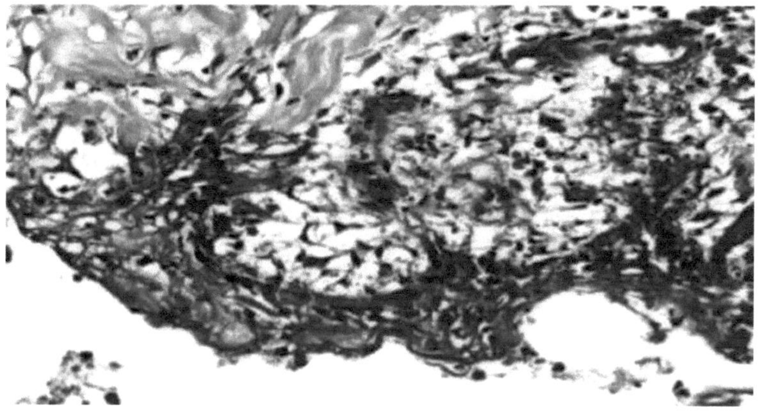

Fig. (23) os queratinócitos indiferenciados são evidentes no estrato esponjoso

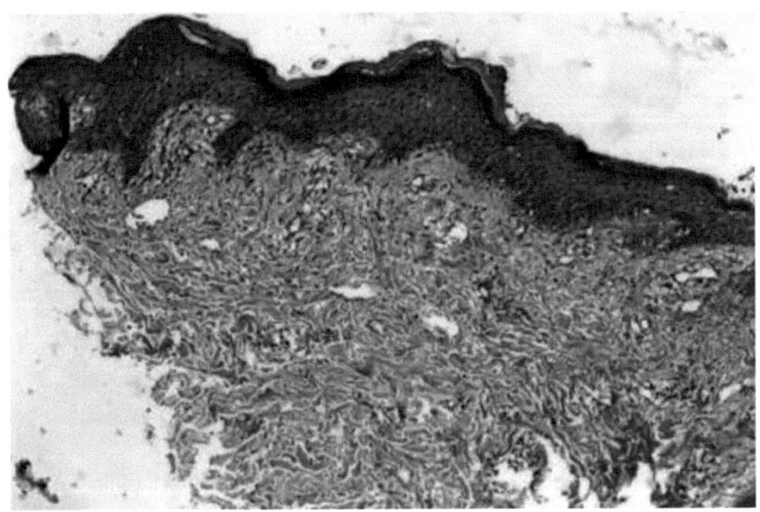

Fig. (24) Epitélio intacto regenerado com queratinócitos epidérmicos diferenciados

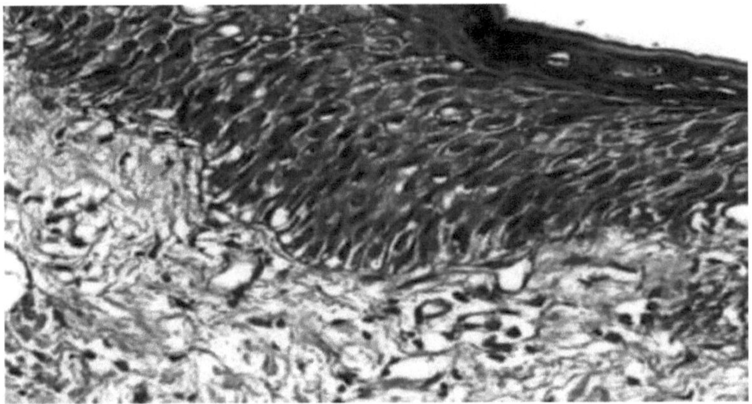

Fig. (25) As células poliédricas diferenciadas do estrato esponjoso e as células do estrato granuloso estão completamente diferenciadas e apresentam grânulos de querato-hialieno.

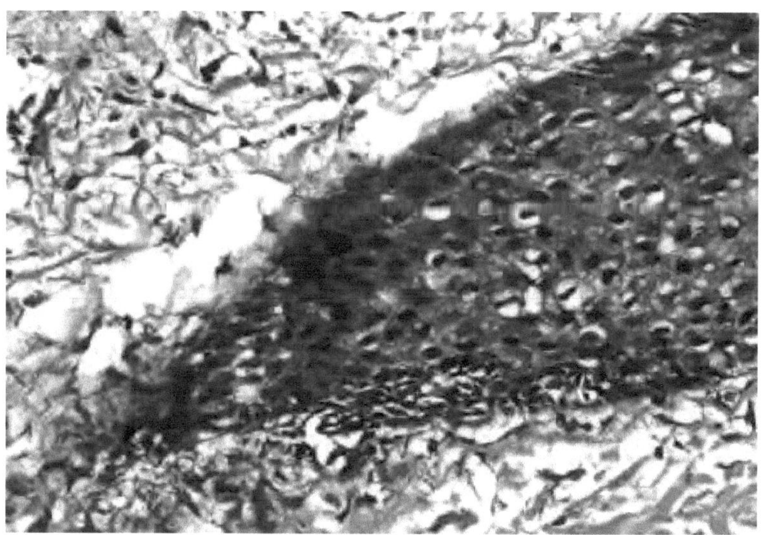

Fig. (26) Neovascularização

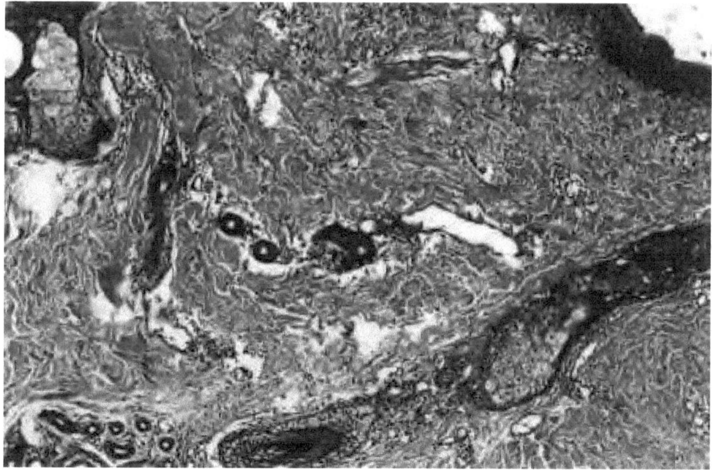

Fig. (27) Deposição de colagénio com infiltração mínima de células inflamatórias.

DISCUSSÃO

O plasma autólogo rico em plaquetas é cada vez mais utilizado em quase todos os campos da cirurgia para o tratamento de uma variedade de defeitos dos tecidos moles e duros, sobretudo no tratamento de feridas crónicas que não cicatrizam. [130] A eficácia do PRP para promover a cicatrização de feridas foi estudada em muitos ensaios clínicos aleatórios, muitos dos quais identificaram uma melhoria estatisticamente significativa na cicatrização de feridas tratadas com PRP, em comparação com os métodos convencionais de penso. [105]

Foram efectuados poucos estudos para avaliar a eficácia do PRP na melhoria da cicatrização de feridas agudas e detetar os potenciais riscos da sua aplicação. **Hom et al.**[131] , compararam a cicatrização de feridas cutâneas de espessura total (como exemplo de feridas agudas) tratadas com PRP tópico versus terapia convencional apenas em 8 voluntários saudáveis. No entanto, acreditamos que o papel do PRP autólogo na cicatrização, especialmente em feridas agudas, é crucial, uma vez que a melhoria da cicatrização de feridas agudas deve melhorar a qualidade de vida dos doentes cirúrgicos e é possível prevenir as potenciais complicações das feridas nos doentes com tendência para uma má cicatrização.

No nosso estudo, tentámos avaliar o papel do PRP na melhoria da cicatrização na zona dadora de um enxerto de pele de espessura parcial como modelo de feridas agudas, injectando PRP autólogo ativado numa metade da zona dadora de um enxerto de pele de espessura parcial e comparando-o com a outra metade. Escolhemos a metade da injeção de PRP de forma aleatória. A maioria dos estudos anteriores realizados para avaliar o papel do PRP no processo de cicatrização foi concebida para comparar dois grupos de doentes, um deles como grupo de teste e o outro como grupo de controlo. Consideramos que esta conceção torna os resultados pouco fiáveis, uma vez que, desta forma, existem muitos outros factores que podem afetar o processo de cicatrização e conduzir a um enviesamento dos resultados.

No nosso estudo, houve um único grupo de doentes, e a comparação entre o PRP e o método convencional de pensos para feridas foi feita no mesmo doente para atenuar outros factores que afectam o processo de cicatrização, por exemplo, a idade, as doenças médicas e o estado nutricional, além disso, excluímos os doentes com doenças plaquetárias.

Realizámos o nosso estudo em 50 doentes, dos quais 44 eram do sexo masculino e 6 do sexo feminino. A idade dos nossos doentes variou entre 9 e 45 anos, com uma média de 22 anos, ao contrário de **Hom et al.**(131) , cujo estudo só foi realizado em 8 doentes saudáveis com mais de 21 anos, e de **Kakudo et al.**(132) , cujo estudo é um relato de caso de um homem de 67 anos.

Na nossa série, escolhemos o local doador de um enxerto de pele de espessura parcial das coxas como exemplo de ferida aguda, ao contrário de **Kazakos et al.**(133) , que testaram o efeito do PRP como auxiliar na gestão de feridas traumáticas agudas, incluindo tíbia com fratura exposta e tíbia com fratura fechada e necrose cutânea. Isto também é diferente de **Hom et al.**(131) , no seu estudo efectuaram feridas de punção cutânea de espessura total com 4 mm de diâmetro na parte lateral das coxas.

Não existe uma técnica padrão para a preparação do plasma rico em plaquetas. Depois de analisarmos os métodos de preparação mais comuns, escolhemos um método fiável com o menor tempo possível de preparação e ativação. Testámos a sua fiabilidade através da comparação da contagem de plaquetas no sangue do doente e no plasma rico em plaquetas preparado, bem como através da comparação do fator de crescimento transformador-β_1 no sangue do doente e no plasma rico em plaquetas.

Pelo nosso método adotado de preparação de plasma rico em plaquetas, a contagem de plaquetas aumentou cerca de 3 vezes e o fator de crescimento transformador-β_1 aumentou 2,3 vezes no plasma rico em plaquetas.

A contagem de plaquetas e o nível de factores de crescimento necessários para obter o efeito terapêutico mínimo do PRP são uma questão de debate. **Sommeling et al.**(105) , sugeriram que é necessário um aumento de quatro vezes da contagem de plaquetas na linha de base, mas não apresentam provas claras de que uma concentração superior ou inferior possa aumentar ou diminuir o efeito positivo do plasma rico em plaquetas. O nosso estudo não está de acordo com o estudo deles; mostra que uma concentração de plaquetas mais baixa, até 3 vezes superior à contagem de plaquetas de base, tem um efeito positivo no processo de cicatrização.

Relativamente ao tempo estimado desde a colheita da amostra de sangue do doente até à injeção do PRP ativado. No nosso estudo, o tempo variou entre 45 e 90 minutos, com um valor médio de 75,72.

Kazakos et al.[(133)] , no seu estudo sobre a utilização do PRP no tratamento de feridas agudas, referiram que o tempo necessário para a preparação e aplicação do plasma rico em plaquetas variava entre 42 e 62 minutos, o que é um tempo mais curto do que o intervalo de tempo registado nos nossos resultados.

Não conseguimos encontrar, com este curto período de preparação, qualquer evidência que sugira a dobragem da contagem de plaquetas e dos factores de crescimento relatados no seu estudo.

Relativamente à taxa de cicatrização, verificou-se um aumento significativo da taxa de cicatrização no lado do PRP em comparação com o lado do controlo, com um valor de $p < 0,001$.

Os nossos resultados não estão de acordo com os de **Danielsen et al.**[(134)] , que não observaram qualquer diferença significativa na epitelização macroscópica entre o PRP e os grupos de controlo no seu estudo para avaliar o papel do PRP na melhoria da epitelização nas zonas dadoras de enxertos de pele de espessura parcial.

Este facto pode ser atribuído ao menor número de doentes incluídos no seu estudo (25 doentes), ao seu método de aplicação de PRP (utilizaram a aplicação tópica de PRP) ou ao facto de não terem testado o seu método de preparação no que diz respeito à dobragem da contagem de plaquetas e dos níveis de factores de crescimento.

Os nossos resultados são consistentes com os de **Marex et al.**[(135)] , cujo estudo demonstrou que a aplicação de PRP nos locais dadores de enxertos de pele de espessura parcial acelera a epitelização no lado do PRP.

À semelhança do nosso estudo e das conclusões **de Kakudo et al.** (132), que observaram epitelização macroscópica nos 5th dias de aplicação de PRP no local doador de enxertos de pele de espessura dividida, enquanto o lado de controlo não apresenta epitelização.

A ausência de diferenças significativas na epitelização na segunda semana no nosso estudo entre os lados PRP e controlo pode dever-se à aplicação única de PRP na ferida no momento da colheita do enxerto.

Relativamente à perceção da dor, o nosso estudo testemunhou uma redução significativa na perceção da dor antes do penso e durante a avaliação da dor do penso no lado do PRP na primeira semana, com valores de P 0,0013 e 0,001, respetivamente.

Na segunda semana, verificámos uma redução significativa da perceção da dor durante a avaliação da dor durante o penso no lado do PRP, com um valor de P de 0,011, enquanto a avaliação da dor antes do penso não revelou qualquer diferença entre o lado do PRP e o lado do controlo.

Ao contrário do nosso estudo, **kazakos et al.**[(133)] , no seu estudo, não encontraram qualquer diferença de dor no final da primeira semana entre os grupos de teste e de controlo, enquanto que os grupos de controlo apresentavam pontuações de dor mais elevadas na 2nd semana.

Esta diferença pode dever-se ao facto de kazakos et al., nos seus estudos, terem comparado diferentes grupos de doentes com diferentes limiares de dor, enquanto no nosso estudo comparamos a perceção da dor no mesmo doente.

kakudo et al.[(132)] , no seu estudo, relataram uma menor perceção de dor no lado do PRP nos 7th dias de aplicação do PRP. Estes resultados concordam com os nossos.

No que diz respeito às diferenças histopatológicas entre o lado do PRP e o lado do controlo, o nosso estudo revelou que o lado do PRP apresenta uma epiderme mais espessa com queratinócitos epidérmicos diferenciados. (X100) Células poliédricas diferenciadas no estrato esponjoso. As células no estrato granuloso estão completamente diferenciadas e apresentam grânulos de querato-hialieno. (X400) Neovascularização (X200) maior deposição de colagénio na derme.

Marx et al.[(135)] , relataram que foi observado um epitélio mais espesso e vasos sanguíneos recém-formados no lado do PRP em comparação com o lado do controlo.

O que está de acordo com os nossos resultados.

Hom et al.[(131)] , no seu estudo, também concordam com os nossos resultados, tendo registado uma epiderme mais espessa no sétimo dia de aplicação de PRP em feridas agudas.

Relativamente aos efeitos adversos, não observámos efeitos secundários na aplicação de PRP nos locais dadores de enxertos de pele de espessura parcial.

Em conformidade com isto, Wang-Saegusa e colegas, no seu estudo com mais de 800 pacientes, não relataram efeitos adversos após a injeção de plasma rico em factores de crescimento (PRGF) na articulação do joelho aos 6 meses. [(128)]

Finalmente, os resultados do nosso estudo documentaram que a injeção de plasma rico em plaquetas no local doador de enxertos de pele de espessura parcial (como modelo de feridas agudas) é um método seguro, eficaz, barato e fácil de melhorar o processo de cicatrização. Os resultados histopatológicos e clínicos fornecem uma prova sólida da eficácia e a inexistência de efeitos secundários fornece uma prova de segurança. Acreditamos que o plasma rico em plaquetas tem um efeito analgésico através da análise dos nossos resultados na avaliação da perceção da dor pelos doentes na 1st e 2nd semana de aplicação. Com base nos nossos resultados, também acreditamos que a utilização do PRP como auxiliar na gestão de feridas agudas melhorará a qualidade de vida dos doentes cirúrgicos com feridas agudas e poderá prevenir as potenciais complicações das feridas nos doentes com tendência para uma cicatrização

deficiente ●

RESUMO E CONCLUSÕES

O plasma rico em plaquetas (PRP) é um derivado do sangue que contém um elevado valor de concentração de plaquetas, que actua como um sistema de libertação de muitos factores de crescimento. Através destas reacções de libertação de muitos factores de crescimento, acredita-se que o PRP tem um papel crucial no processo de cicatrização.

Não existe um método padrão para a preparação do PRP, embora muitos estudos tenham discutido as aplicações clínicas do PRP em várias especialidades, por exemplo, maxilofacial, ortopedia e cirurgia plástica. A maior parte destes estudos centrou-se no papel do PRP nas feridas crónicas. Consideramos que a investigação do papel do PRP no processo de cicatrização de feridas agudas em doentes saudáveis é de extrema importância. Isto permite-nos avaliar o papel do PRP na cicatrização de feridas de forma justa, sem preconceitos causados por muitos factores que podem alterar o processo de cicatrização.

No nosso estudo, tentámos avaliar o papel da injeção de PRP como adjuvante no processo de cicatrização de feridas agudas. Escolhemos o local doador de um enxerto de pele de espessura parcial como um bom exemplo de feridas agudas. Entre muitos métodos de preparação de PRP, escolhemos um método fiável baseado na contagem de plaquetas e na medição do fator de crescimento transformador β_1 no sangue do doente e no PRP preparado. No nosso método escolhido, a contagem de plaquetas aumenta cerca de 3-4 vezes e o fator de crescimento transformador β_1 cerca de 2,3 vezes.

Injectámos o PRP ativado numa metade da zona doadora do enxerto de pele de espessura parcial e a outra metade foi tratada com o método de penso convencional. Todos os nossos pacientes foram monitorizados clinicamente nos dias 7, 14 e 21 no que diz respeito à diferença da área de superfície de epitelização, embebimento do penso, perceção da dor antes do penso e perceção da dor durante o penso. Foi feita uma biópsia com punção de 3 mm em ambas as metades de teste e de controlo e foi feito um exame histopatológico comparando ambas as amostras no que diz respeito ao espessamento epidérmico, feixes de colagénio, neovascularização e infiltrado inflamatório.

No nosso estudo, verificámos que o local doador de feridas de enxerto de pele de espessura dividida que foram injectadas com PRP ativado exibiu uma maior área de superfície de epitelização, especialmente no 7º dia, com uma diferença estatisticamente significativa em relação às feridas de controlo com um valor de P <0,001*. A perceção da dor antes do curativo no lado do PRP foi menor do que no lado do controle no 7º dia, com uma diferença significativa entre os valores medianos da dor nos lados do PRP e do controle (P<0,013), além disso, a perceção da dor durante o curativo no lado do PRP também foi menor no 7º e 14º dia.

Não encontrámos qualquer associação entre a idade dos doentes e a taxa de epitelização. Não encontrámos qualquer complicação para a injeção de PRP nas feridas.

No nosso estudo, o exame histopatológico representou um método importante para avaliar o papel do PRP na cicatrização. A análise das feridas injectadas com PRP revelou uma diferença significativa em relação às feridas de controlo, por exemplo, uma epiderme mais espessa com queratina bem formada, neovascularização, mais feixes de colagénio depositados e menos infiltrado inflamatório.

Conclusões:

Com base nos nossos dados, podemos concluir que:

- A injeção de plasma rico em plaquetas acelera a cicatrização de feridas agudas.
- Tem um efeito analgésico que é evidente antes e durante o tratamento das feridas.
- Ao acelerar a taxa de cicatrização e o seu efeito analgésico, a injeção de PRP em feridas agudas encurtaria o tempo de internamento pós-operatório dos doentes cirúrgicos e melhoraria a sua qualidade de vida.
- Ao encurtar o tempo de cicatrização, a injeção de PRP em feridas agudas diminuiria o potencial de complicações da cicatrização.
- O plasma rico em plaquetas constitui um importante adjuvante seguro na gestão

de feridas agudas, com base na ausência de complicações da injeção de PRP no nosso estudo.

- O nosso método de preparação de PRP proporciona um método eficaz, barato e testado para a preparação, com um curto período de tempo desde a recolha da amostra de sangue até à injeção de PRP activada.

- São necessários mais estudos para avaliar a utilização do PRP como auxiliar na gestão de feridas agudas com um maior número de doentes para validar os nossos resultados iniciais com mais níveis de força estatística.

REFERÊNCIAS

1. **Marx R.E.** : Plasma rico em plaquetas (PRP): O que é PRP e o que não é PRP. Implant Dent, 10,225-8, 2001.

2. **Castillo T.N., Pouliot M.A., Kim H.J., et al**: Comparação do fator de crescimento e da concentração de plaquetas de sistemas comerciais de separação de plasma rico em plaquetas. Am J Sports Med., 39,266-71, 2011.

3. **Ferrari M., et al**: Uma nova técnica para hemodiluição, preparação de plasma rico em plaquetas autólogo e resgate sangüíneo intra-operatório em cirurgia cardíaca. Int J Artif. Organs, 10,47-50, 1987.

4. **Mishra M., Pavelko** M. : Tratamento da tendinose crónica do cotovelo com plasma rico em plaquetas tamponado. Am J Sports Med., 10,1-5, 2006 .

5. **Barrett S., Erredge R.**: Os efeitos benéficos do PRP nas lesões crónicas dos tendões que não cicatrizam. Podiatry Today, 17, 37-42, 2004.

6. **Werner S., Grose R.**: Regulation of wound healing by growth factors and cytokines. Physiol Rev., 83,835-70, 2003.

7. **Lopez-Vidriero E., Goulding K.A., Simon D.A., et al**: The use of platelet-rich plasma in arthroscopy and sports medicine: Otimização do ambiente de cicatrização. Arthroscopy, 26,269-78, 2010.

8. **Eppley B., Pietrzak W., Blanton M.** : Platelet-rich plasma: a review of biology and applications in plastic surgery. Plast Reconstr Surg, 118,147-59, 2006.

9. **Dohan S.**, et al. : Classificação dos concentrados de plaquetas: do plasma puro rico em plaquetas (P-PRP) à fibrina rica em leucócitos e plaquetas (L-PRF). Tendências em Biotecnologia, 27, 158, 2009.

10. **Arther G.:** Hemostasis. In Guyton, (ed.), Physiology of the Human Body. Philadelphia: Saunders College Publishing, 162-3, 1979.

11. **Conley C. L.**: Hemostasia. Em V. B. Mountcastle (ed.), Medical Physiology. St. Louis: Mosby, 1137-46, 2004.

12. **Welsh W. J.:** Gel de plaquetas autólogo: Função clínica e utilização em cirurgia plástica. Cosmetic Derm., 11, 13, 2000.

13. **Marx R.E.**: Concentrado de plaquetas: Uma estratégia para acelerar e melhorar a regeneração óssea. Em J. E. Davies (ed.), Bone Engineering . Toronto: Universidade de Toronto, 447-53, 2000.

14. **Harrison P. ,Cramer E.M.**: Platelet alpha-granules. Blood Rev. ,7, 52, 1993.

15. **Caro C.G.**: Mecânica das partículas. Em C. G. Caro (ed.), The Mechanics of the Circulation. Oxford: Oxford University Press, 2,15-16,1978.

16. **Bhanot S., Alex J.C.** :Aplicações actuais dos géis de plaquetas na cirurgia plástica facial. Facial Plast. Surg., 18, 27, 2002.

17. **Tischler, M.**: Plasma rico em plaquetas: A utilização de factores de crescimento autólogos para melhorar os enxertos ósseos e de tecidos moles. NewYork State Dent. J., 68, 22, 2002.

18. **Heldin C.H., Westermark B.:** Papel do fator de crescimento derivado das plaquetas in vivo. In: Clark RAF, (ed.), The molecular and cellular biology of wound repair (A biologia molecular e celular da reparação de feridas). 2ª ed. Nova Iorque: Plenum Press,249-73, 1996.

19. **Clark R.A.F.**: Cicatrização de feridas. In: Clark RAF, (ed.), The molecular and cellular biology of wound repair. 2ª ed. Nova Iorque: Plenum Press,2,3-50,1996.

20. **Brown E.J.**: Phagocytosis. Bioessays. ,17,109-17, 1995.

21. **Rappolee D.A., Mark D., Banda M.J., et al**: Wound macrophages express TGF-α and other growth factors in vivo: analysis by mRNA phenotyping.Science.,241,708-12,1988.

22. **Leibovich S.J., Ross R.:** O papel do macrófago na reparação de feridas: Um estudo com hidrocortisona e soro antimacrófago. Science. ,78,71-100, 1975.

23. **Riches D.W.H.**: Envolvimento de macrófagos na reparação de feridas, remodelação e fibrose. In: Clark RAF, ed. The molecular and cellular biology of wound

repair (A biologia molecular e celular da reparação de feridas). 2ª ed. Nova Iorque: Plenum Press,95-141, 1996.

24. **Paladini R.D., Takahashi K., Bravo N.S., et al**: Onset of re-epithelialization after skin injury correlates with a reorganization of keratin filaments in wound edge keratinocytes: defining a potential role for keratin. J Cell Biol, 132,381-97, 1996.

25. **Goliger J.A., Paul D.L.**: Wounding alters epidermal connexin expression and gap junction-mediated intercellular communication. Mol Biol Cell, 6,1491-501, 1995.

26. **Clark R.A.F.**: Deposição da matriz de fibronectina e expressão do recetor de fibronectina na cicatrização e na pele normal. J Invest,94,128- 34, 1990.

27. **Bugge T.H., Kombrinck K.W., Flick M.J., et al**: Loss of fibrinogen rescues mice from the pleiotropic effects of plasminogen deficiency. Cell,87,709-19, 1996.

28. **Nanney L.B., King L.E.**: Fator de crescimento epidérmico e fator de crescimento transformador-α. In: Clark RAF, ed. The molecular and cellular biology of wound repair (A biologia molecular e celular da reparação de feridas). 2ª ed. Nova Iorque: Plenum Press,17-94, 1996.

29. **Abraham J.A., Klagsbrun M.**: Modulação da reparação de feridas por membros da família do fator de crescimento dos fibroblastos. In: Clark RAF, ed. The molecular and cellular biology of wound repair (A biologia molecular e celular da reparação de feridas). 2ª ed. Nova Iorque: Plenum Press,195-248, 1996.

30. **Clark R.A.F., Lanigan J.M., DellaPelle P., et al**: Fibronectin and fibrin provide a provisional matrix for epidermal cell migration during wound reepithelialization. J Invest Dermatol ,79,264-9, 1982.

31. **Buckwalter J. A., Einhorn T. A., Bolander M. E., et al:** Healing of musculoskeletal tissues. Em C. A. Rockwood et al. (eds.), Fractures in Adults.Philadelphia: Lippincott-Raven, 261-304, 1996.

32. **Roberts A.B., Sporn M.B.:** Transforming growth fator-β. In: Clark RAF, ed. The molecular and cellular biology of wound repair (A biologia molecular e celular da reparação de feridas). 2ª ed. Nova Iorque: Plenum Press,275-308, 1996.

33. **Gray A.J., Bishop J.E., Reeves J.T., et al**: As cadeias *Aα* e Bβ do fibrinogénio estimulam a proliferação de fibroblastos humanos. JCell Sci.,104,409-13, 1993.

34. **Xu J., Clark R.A.F.**, Extracellular matrix alters PDGF regulation of fibroblast integrins. J Cell Biol, 132,239-49,1996.

35. **Robson M.C., Phillips L.G., Thomason A., et al**: Platelet- derived growth fator BB for the treatment of chronic pressure ulcers. Lancet ,339,23-5, 1992.

36. **Steed D.L.**: Avaliação clínica do fator de crescimento derivado de plaquetas humano recombinante para o tratamento de úlceras diabéticas dos membros inferiores. J Vasc Surg,21,71-8, 1995.

37. **Robson M.C., Phillips L.G., Lawrence W.T., et al**: The safety and effect of topically applied recombinant basic fibroblast growth fator on the healing of chronic pressure sores. Ann Surg, 216,401-6, 1992.

38. **Greiling D., Clark R.A.F.**: Fibronectin provides a conduit for fibroblast transmigration from collagenous stroma into fibrin clot provisional matrix. J Cell Sci, 110,861-70, 1997.

39. **Toole B.P.**: Proteoglicanos e hialuronano na morfogénese e diferenciação. In: Hay ED, ed. Cell biology of extracellular matrix (Biologia celular da matriz extracelular). 2ª ed. Nova Iorque: Plenum Press, 305-41, 1991.

40. **McClain S.A., Simon M., Jones E., et al**: Mesenchymal cell activation is the rate-limiting step of induction of granulation tissue formation. Am J Pathol, 149,1257-70, 1996.

41. **Clark R.A.F., Nielsen L.D., Welch ., et al.** ·As matrizes de colagénio atenuam a resposta sintética de colagénio dos fibroblastos em cultura ao TGF-β. J Cell Sci,108,1251-61, 1995.

42. **Vaalamo M., Mattila L., Johansson N., et al**: Distinct populations of stromal cells express collagenase-3 (MMP-13) and collagenase-1 (MMP-1) in chronic ulcers but not in normally healing wounds. J Invest Dermatol, 109,96-101, 1997.

43. **Welch M.P., Odland G.F., Clark R.A.F.**: Temporal relationships of F-actin

bundle formation, collagen and fibronectin matrix assembly, and fibronectin recetor expression to wound contraction. J Cell Biol ,110,133-45, 1990.

44. **Desmouliere A., Redard M., Darby I., et al:** Apoptosis mediates the decrease in cellularity during the transition between granulation tissue and scar. Am J Pathol, 146,56-66, 1995.

45. **Madri J.A., Sankar S., Romanic A.M.:** Angiogénese. In: Clark RAF, ed. The molecular and cellular biology of wound repair (A biologia molecular e celular da reparação de feridas). 2ª ed. Nova Iorque: Plenum Press,355-71, 1996.

46. **Folkman J., D'Amore P.A.:** Blood vessel formation: what is its molecular basis? Cell,87,1153-5, 1996.

47. **Iruela-Arispe M.L., Dvorak H.F.:** Angiogenesis: a dynamic balance of stimulators and inhibitors. Thromb Haemost,78,672-7, 1997.

48. **Risau W.:** Mechanisms of angiogenesis.Nature,386,671- 4,1997.

49. **Detmar M., Brown L.F., Berse B., et al**: Hypoxia regulates the expression of vascular permeability fator/vascular endothelial growth fator (VPF/VEGF) and its receptors in human skin. J Invest Dermatol. 108,263-8, 1997.

50. **Brown L.F., Yeo K.T., Berse B., et al**: Expression of vascular permeability fator (vascular endothelial growth fator) by epidermal keratinocytes during wound healing. J Exp Med.,176,1375-9,1992.

51. **Nissen N.N., Polverini P. J., Koch A. E., et al. :** VEGF medeia a atividade angiogénica durante a fase proliferativa da cicatrização de feridas. Am J Pathol. ,152,1445-52,1998.

52. **Clark R.A.F., Quinn J.H., Winn H.J., et al.** Fibronectin is produced by blood vessels in response to injury. J Exp Med, 156,646-51,1982.

53. **Brooks P.C., Clark R.A.F., Cheresh D.A.** : Requisito da integrina vascular αvβ3 para a angiogénese. Science,264,569- 71,1994.

54. **Pintucci G., Bikfalvi A., Klein S., et al.:**Angiogénese e o sistema fibrinolítico.

Semin Thromb Hemost, 22,517-24, 1996.

55. **Ilan N., Mahooti S., Madri J.A.** : Distinct signal transduction pathways are utilized during the tube formation and survival phases of in vitro angiogenesis. J Cell Sci,111, 3621-31,1998.

56. **Guo N., Krutzsch H.C., Inman J.K., et al.** thrombospondin 1 and type I repeat peptides of thrombospodin 1 specifically induce apoptosis of endothelial cells. Cancer Res, 57,1735-42,1997.

57. **Folkman J.**: Angiogenesis and angiogenesis inhibition: an overview. EXS,79, 1-8, 1997.

58. **Desmoulière A., Gabbiani G.** : O papel dos miofibroblastos na cicatrização de feridas e nas doenças fibro-contractoras. In: Clark RAF, ed. The molecular and cellular biology of wound repair (A biologia molecular e celular da reparação de feridas). 2ª ed. Nova Iorque: Plenum Press, 391-423, 1996.

59. **Montesano R., Orci L.:** Transforming growth fator-β stimulates collagen-matrix contraction by fibroblasts: implications for wound healing. Proc Natl Acad Sci USA. , 85, 4894-7,1988.

60. **Clark R.A.F., Folkvord J.M., Hart C.E., et al.** : As isoformas plaquetárias do fator de crescimento derivado das plaquetas estimulam os fibroblastos a contrair as matrizes de colagénio. J Clin Invest, 84,1036-40, 1989.

61. **Schiro J.A., Chan B.M.C., Roswit W.T., et al.** : Integrin α2β1 (VLA-2) mediates reorganization and contraction of collagen matrices by human cells. Cell, 67,403-10, 1991.

62. **Woodley D.T., Yamauchi M., Wynn K.C., et al.** :Os telo-peptídeos de colagénio (locais de ligação cruzada) desempenham um papel na contração da rede do gel de colagénio. J Invest Dermatol, 97,580-5,1991.

63. **Madlener M., Parks W.C., Werner S.** :Matrix metalloproteinases (MMPs) and their physiological inhibitors (TIMPs) are differentially expressed during excisional skin wound repair. Exp Cell Res., 242,201-10, 1998.

64. **Bailey A.J., Bazin S., Sims T.J., et al..**: Characterization of the collagen of human hypertrophic and normal scars. Biochim Biophys Ata, 405,412-21, 1995.

65. **Levenson S.M., Geever E.F., Crowley L.V., et al**: The healing of rat skin wounds. Ann Surg ,161,293-308, 1995.

66. **Harrison P., Cramer E.M.:** Platelet alpha-granules. Blood Rev., 7, 52, 1993.

67. . **Froum S. J., Wallace S. S., Tarnow D. P., et al:** Effect of Platelet - rich plasma on bone growth and osseointegration in human maxillary sinus grafts: Três relatos de casos bilaterais. Int. J. Periodontics Restorative Dent, 22, 45, 2002.

68. **Loot M.A., Kenter S.B., Au F.L., et al**: Fibroblasts derived from chronic diabetic ulcers differ in their response to stimulation with EGF, IGF-I, bFGF and PDGFAB compared to controls. Eur J Cell Biol,81,153-60, 2002.

69. **Gonshor A.:** Técnica de produção de plasma rico em plaquetas e de concentrado de plaquetas: Antecedentes e processo. Int J Periodontics Restorative Dent. ,22, 547, 2002.

70. **Mann K. G.:** Formação de trombina. Chest,124 ,3-4,2003.

71. **Dohan Ehrenfest D.M., Bielecki T., Jimbo R., et al:** Do the fibrin architecture and leukocyte content influence the growth fator release of platelet concentrates?An evidencebased answer comparing a pure platelet-rich plasma (P-PRP) gel and a leukocyte- and platelet-rich fibrin (L-PRF). Curr Pharm Biotechnol, 13,1145-52, 2012.

72. **Bielecki T., Dohan Ehrenfest D.M., Everts P.A., et al**: O papel dos leucócitos de L-PRP/L-PRF na cicatrização de feridas e defesa imunológica: novas perspectivas. Curr Pharm Biotechnol, 13,1153-62, 2012.

73. **Anitua E., Sanchez M.**: Não podemos tomar laranjas por maçãs no domínio dos produtos de plasma rico em plaquetas. Scand J Med Sci Sports, 22,147-8, 2012.

74. **Jenis L.G., Banco R.J., Kwon B.:** Um estudo prospetivo dos factores de crescimento autólogos (AGF) na fusão intercorporal lombar. Spine J., 6, 14-20, 2006.

75. **Everts P.A., van Zundert A., Schonberger J.P., et al:** What do we use: platelet-

rich plasma or plateletleukocyte gel? J Biomed Mater Res A,85,1135-6, 2008.

76. **Gardner M.J., Demetrakopoulos D., et al.**The efficacy of autologous platelet gel in pain control and blood loss in total knee arthroplasty. Uma análise da hemoglobina, da necessidade de narcóticos e da amplitude de movimentos. Int Orthop, 31,309-13, 2007.

77. **Galliera E., Corsi M.M., Banfi G.:** Terapia com plasma rico em plaquetas: moléculas inflamatórias envolvidas na cicatrização de tecidos. J Biol Regul Homeost Agents, 26,35-42, 2012.

78. **Everts P.A., Hoffmann J., Weibrich G., et al**: Differences in platelet growth fator releaseand leucocyte kinetics during autologous platelet gel formation. Transfus Med,16,363-8, 2006.

79. **Yoshida R., Murray M.M.:** As células mononucleares do sangue periférico aumentam os efeitos anabólicos do plasma rico em plaquetas nos fibroblastos do ligamento cruzado anterior. J Orthop Res, 31,29-34, 2013.

80. **Dohan D.M., Rasmusson L, Albrektsson T**. Classification of platelet concentrates:from pure platelet-rich plasma (P- PRP)to leucocyteand platelet-rich fibrin (L-PRF). Trends in Biotechnol. 27,158-67, 2009.

81. **McCarrel T.M., Minas T., Fortier L.A.:** Otimização da concentração de leucócitos no plasma rico em plaquetas para o tratamento da tendinopatia. J Bone Joint Surg Am., 94,1431-8, 2012.

82. **Van Hinsbergh V.W., Collen A., Koolwijk P.:** Role of fibrin matrix in angiogenesis. Ann N Y Acad Sci, 936,426-37, 2001.

83. **James R., Kesturu G., Balian G., et al:** Tendão: biologia, biomecânica, reparação, factores de crescimento e opções de tratamento em evolução. J Hand Surg Am, 33,102-12, 2008.

84. **Finnoff J.T., Fowler S.P., Lai J.K., et al.:**Tratamento de tendinopatia crónica com tenotomia por agulha guiada por ultra-sons e injeção de plasma rico em plaquetas. PM& R , 3,900-11, 2011.

85. **Knighton D.R., Doucette M., Fiegel V.D., et al.:**A utilização da fórmula de cicatrização de feridas derivada de plaquetas em ensaios clínicos humanos. Prog Clin Biol Res., 266,319-29, 1988.

86. **Weibrich G., Kleis W.K., Kunz-Kostomanolakis M., et al:** Correlação da concentração de plaquetas no plasma rico em plaquetas com o método de extração, idade, sexo e contagem de plaquetas do dador. Int J Oral Maxillofac Implants. ,16, 693-9, 2001.

87. **Henderson J.L., Cupp C.L., Ross E.V. et al:** Os efeitos do gel de plaquetas autólogo na cicatrização de feridas. Ear Nose Throat J. , 82,598-602, 2003.

88. **Bhanot S., Alex J.C.:** Aplicações actuais dos géis de plaquetas na cirurgia plástica facial. Facial Plast Surg. , 18,27-33, 2002.

89. **Wieman T.J., Smiell J.M., Su Y.:** Efficacy and safety of a topical gel formulation of recombinant human platelet-derived growth fator-BB (becaplermin) in patients with chronic neuropathic diabetic ulcers. Um estudo de fase III, aleatório, controlado por placebo e em dupla ocultação. Diabetes Care, 21,822-7, 1998.

90. **Deuel T.F., Kawahara R.S., Mustoe T.A., et al**: Growth factors and wound healing: platelet-derived growth fator as a model cytokine. Annu Rev Med.,42,567-84, 1991.

91. **Hosgood G.:** Cicatrização de feridas. O papel do fator de crescimento derivado das plaquetas e do fator de crescimento transformador beta. Vet Surg. ,22,490-5, 1993.

92. **Pierce G.F., Mustoe T.A., Altrock B.W., et al:** Role of platelet-derived growth fator in wound healing. J Cell Biochem, 45, 319-26, 1991.

93. **Pfeilschifter J., Oechsner M., Naumann A., et al:** Stimulation of bone matrix apposition in vitro by local growth factors: a comparison between insulin-like growth fator I, platelet-derived growth fator, and transforming growth fator beta.Endocrinology, 127, 69-75,1990.

94. **Marx R, Carlson E, Eichstaedt R, Schimmele S, et al:** Platelet- rich plasma growth fator enhancement for bone grafts. Oral Surg Oral Med Oral Pathol Oral Radiol Endod, 85:638-46, 1998.

95. **Wu L., Xia Y.P., Roth S.I., et al:** Transforming growth fator-b1 fails to stimulate wound healing and impairs its signal transduction in an aged ischemic ulcer model: importance of oxygen and age. Am J Pathol, 154,301-9, 1999.

96. **Diegelmann R.F., Evans M.C.:** Wound healing: an overview of acute fibrotic and delayed healing. Front Biosci. 9,283, 2004.

97. **Plouet J., Moukadiri H.**: Caracterização do recetor da vasculotropina nas células endoteliais capilares derivadas do córtex suprarrenal bovino. J Biol Chem. ,265, 201-4, 1990.

98. **Corral C.J., Siddiqui A., Wu L., et al:** Vascular endothelial growth fator is more important than basic fibroblastic growth fator during ischemic wound healing. Arch Surg. , 134(2),200-5, 1999.

99. **Lindeboom J.A., Mathura K.R., Aartman I.H., et al:** Influência da aplicação de plasma enriquecido com plaquetas na cicatrização de feridas da mucosa oral. Clin Oral Implants Res., 18(1),133-9, 2007.

100. **Bielecki T.M., Gazdzik T.S., Arendt J., et al:** Efeito antibacteriano do gel de plaquetas autólogo enriquecido com factores de crescimento e outras substâncias activas: um estudo in vitro. J Bone Joint Surg Br., 89(3):417-20, 2007.

101. **Tang Y.Q., Yeaman M.R., Selsted M.E.:** Antimicrobial peptides from human platelets. Infect Immun. 70(12), 524-33, 2002.

102. **Appel T.R., Potzsch B., Muller J., et al:** Comparação de três preparações diferentes de concentrados de plaquetas para enriquecimento de factores de crescimento. Clin Oral Implants Res, 13,522, 2002.

103. **Sonnleitner D., Huemer P., Sullivan D.Y.:** Uma técnica simplificada para a produção de plasma rico em plaquetas e concentrado de plaquetas para técnicas de enxerto ósseo intra-oral: Uma nota técnica. Int J Oral Maxillofac Implants, 15,879-82,

2000.

104. **Martinez-Zapata M.J., Marti-Carvajal A.J., Solà I., et al:** Autologous platelet-rich plasma for treating chronic wounds (Plasma autólogo rico em plaquetas para o tratamento de feridas crónicas). Cochrane Database Syst Rev.,CD006899, 2012.

105. **Sommeling C.E. , Heyneman A., Hoeksema H., et al**: O uso de plasma rico em plaquetas em cirurgia plástica Uma revisão sistemática. J Plast Reconstr Surgery ., 66, 301-12, 2013.

106. **Kazakos K., Lyras D.N., Verettas D., Tilkeridis K., Tryfonidis M.:** A utilização de gel de PRP autólogo como auxiliar na gestão de feridas de trauma agudo. Injury ,40(8),801, 2009.

107. **De Mos M., et al.:** Pode o plasma rico em plaquetas melhorar a reparação do tendão? Um estudo de cultura de células. Am J Sports Med, 36,11718, 2008.

108. **Akeda K., et al.** Platelet-rich plasma stimulates porcine articular chondrocyte proliferation and matrix biosynthesis. Osteoarthritis Cartilage, 14(12),1272-80 , 2006.

109. **Kon M., et al:** Plasma rico em plaquetas: injecções intra-articulares no joelho produziram resultados favoráveis em lesões degenerativas da cartilagem. Knee Surg Sports Traumatol Arthrosc., 18(4),472 , 2010.

110. **Driver V.R., Hanft J., Fylling C.P., et al:** A prospective,randomized, controlled trial of autologous plateletrich plasma gel for the treatment of diabetic foot ulcers. Ostomy Wound Manag, 52,68-87, 2006.

111. **Cervelli V., Gentile P., Scioli M.G., et al:** Aplicação de plasma rico em plaquetas em cirurgia plástica: avaliação clínica e in vitro. Tissue Eng Part C Methods ,15(4),625-34, 2009.

112. **Cervelli V., Gentile P., Grimaldi M.**: Cirurgia regenerativa: utilização de enxerto de gordura combinado com plasma rico em plaquetas para úlceras crónicas dos membros inferiores. Aesthetic Plast Surg, 33,340-5,2009.

113. **Cervelli V., Gentile P., De Angelis B., et al:** Aplicação de fração vascular estromal melhorada e enxerto de gordura misturado com PRP em úlceras pós-

traumáticas dos membros inferiores. Stem CellRes, 6(2),103-11, 2011.

114. **Powell D.M., Chang E., Farrior E.H.:** Recuperação de ritidectomia profunda após tratamento unilateral da ferida com gel de plaquetas autólogo: um estudo piloto. Arch Facial Plast Surg , 3,245-50, 2001.

115.. **Gentile P., Bottini D.J., Spallone D., et al:** Aplicação de plasma rico em plaquetas em cirurgia maxilofacial: avaliação clínica. J Craniofac Surg ,21,900-4,2010.

116. **Li Z.J., Choi H.I., Choi D.K., et al.:**Plasma plaquetário autólogo. Uma potencial ferramenta terapêutica para promover o crescimento do cabelo. Dermatol Surg. 38 ,1040-6, 2012.

117. **Shin M.K., Lee J.H., Lee S.J., et al:** Plasma rico em plaquetas combinado com terapia a laser fracionada para rejuvenescimento da pele. Dermatol Surg.,38(4),623-30, 2012.

118. **Le Pillouer-Prost A.** :Fibroblastos: o que há de novo na biologia celular? J Cosmet Laser Ther, 5,232-8, 2003.

119. **Kim D.H., Je Y.J., Kim C.D., et al:** Can Platelet-rich Plasma Be Used for Skin Rejuvenation? Evaluation of Effects of Platelet-rich Plasma on Human Dermal Fibroblast (Avaliação dos efeitos do plasma rico em plaquetas nos fibroblastos dérmicos humanos). Ann Dermatol, 23,424-31, 2011.

120. **Borzini P., Mazzucco I., Blackwell P.:** Plasma rico em plaquetas (PRP) e derivados de plaquetas para terapia tópica. O que é que é verdade do ponto de vista biológico? Science, 2, 272 -81, 2007.

121. **Karimipour D.J., Rittié L., Hammerberg C., et al.** : Análise molecular da microdermoabrasão agressiva na pele fotoenvelhecida. Arch Dermatol.145,1114-22, 2009.

122. **Lindeboom J.A., Mathura K.R., Aartman I.H., et al.** Influência da aplicação de plasma enriquecido com plaquetas na cicatrização de feridas da mucosa oral. Clin Oral Implants Res.18,133-9, 2007.

123. **Redaelli A., Romano D., Marcianó A.** :Revitalização da face e do pescoço com

plasma rico em plaquetas (PRP): resultados clínicos numa série de 23 pacientes tratados consecutivamente. J Drugs Dermatol,9,466-72, 2010.

124. **Zenker S.**: Plasma rico em plaquetas (PRP) para o rejuvenescimento facial. J Méd Esthet Chir Derm.15,179-83, 2010.

125. **Everts P.A., Knape J.T., Weibrich G., et al:** Plateletrich plasma and platelet gel: a review.J Extra Corpor Technol., 38,174-87, 2006.

126. **Anitua E., Orive G.**: Implantes curtos em maxilas e mandíbulas: um estudo retrospetivo com 1 a 8 anos de seguimento. J Periodontol, ,81,819-26, 2010.

127. **Anitua E., Orive G., Aguirre J.J., et al:** Experiência clínica de 5 anos com implantes dentários BTI: factores de risco para o insucesso do implante. J Clin Periodontol ,35,724-32, 2008.

128. **Wang-Saegusa A., Cugat R., Ares O., et al**: Infiltração de plasma rico em factores de crescimento para osteoartrite do joelho efeitos a curto prazo sobre a função e qualidade de vida. Arch Orthop Trauma Surg, 105,311-7, 2011.

129. **Spero J.A.**: Inibidor do fator V induzido por trombina bovina e risco de hemorragia em doentes neurocirúrgicos no pós-operatório. Relato de três casos. J Neurosurg, , 78,817-20, 1993.

130. **Bennett N.T., Schultz G.S.**:Factores de crescimento e cicatrização de feridas - parte II. Papel na cicatrização de feridas normais e crónicas. Am J Surg,166(1):74-81, 1993.

131. **Hom D. B., Linzie M. B., Huang C. T.,**: Os efeitos de cura do gel de plaquetas autólogo em feridas agudas da pele humana. Arch Facial Plast Surg, 9,174-83, 2007.

132. **Kakudo N., Kushida S., Minakata T.**: O plasma rico em plaquetas promove a epitelização e a angiogénese num local doador de enxerto de pele de espessura dividida Med Mol Morphol., 44,233-6, 2011.

133. **Kazakos K., Lyras D.N. , Verettas D. et al**: A utilização de gel de PRP autólogo como auxiliar na gestão de feridas traumáticas agudas. Injury, Int. J. Care Injured, 40 , 801-5, 2009.

134. **Danielsen P., Jorgensen B., Karlsmark T., et al:** Effect of topical autologous platelet- rich fibrinversus no intervention on epithelialization of donor sites andmeshed split- thickness skin autografts: a randomized clinical trial. Plast Reconstr Surg, 105:1431-40, 2008.

135. **Marx R.E.** : Plasma rico em plaquetas: provas para apoiar a sua utilização. J Oral Maxillofac Surg, 62:489-96, 2004.

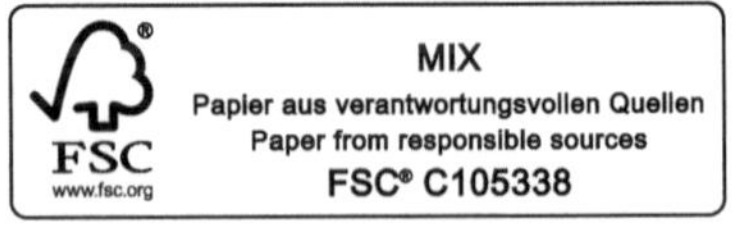

Printed by Books on Demand GmbH, Norderstedt / Germany